Acuff · Das makrobiotische Gesundheitsbuch

# Steve Acuff

# Das makrobiotische Gesundheitsbuch

Die Rezepte stammen
von Karen Acuff

Mosaik bei
**GOLDMANN**

Der Goldmann Verlag
ist ein Unternehmen der Verlagsgruppe Random House GmbH

9. Auflage 2004

Umschlaggestaltung: Design Team München
Printed in Germany · ISBN 3-442-39081-8

*Unseren vielen Freunden,*
*die uns auf unserem makrobiotischen Weg*
*unterstützt und geholfen haben.*

# Inhalt

# Vorwort

Bei unzähligen Vorträgen und in vielen Gesprächen mit an der Makrobiotik interessierten Menschen wurde mir in den letzten Jahren immer wieder die Frage gestellt, wann ich endlich ein Buch schreiben würde. Gleichzeitig häuften sich die Anfragen nach den beliebten Rezepten meiner Frau Karen.

**Die Absicht dieses Buches**

Dieses Buch soll und kann keine umfassende Abhandlung des gesamten Themas Makrobiotik sein. Ich möchte nur versuchen, auf viele sich ständig wiederholende Fragen Antwort zu geben. Mir war es dabei wichtig, die Erkenntnisse aus meiner zwanzigjährigen Erfahrung für jeden möglichst anschaulich mitzuteilen. Ich möchte dem Einsteiger in die Makrobiotik über die anfänglichen Zweifel und Schwierigkeiten hinweghelfen, dem Fortgeschrittenen neue Impulse vermitteln und vor allem hilfreiche Ratschläge und Rezepte für die Praxis geben.

Die positiven Reaktionen auf die gemeinsame Arbeit von Karen und mir und das ständig wachsende Interesse an der makrobiotischen Lebens- und Ernährungsweise haben mich ermutigt, ein Buch in einer fremden Sprache zu schreiben.

Mein Dank gilt dabei meinen Freunden Fulko Wittholz, der mir bei der sprachlichen Gestaltung behilflich war und Thomas Leutschacher, Werner Flocken und Carola Gutge, die mich bei der Arbeit unterstützt haben.

Gemeinsam mit meiner Frau Karen danke ich Renate Spannagel, die eine große Hilfe bei der Zusammenstellung der Rezepte war.

Schließlich wäre ohne die Unterstützung von Michio und Aveline Kushi dieses Buch nie zustande gekommen.

# Einführung

Seit vielen Jahren erlebe ich, wie sich immer mehr Menschen auf die makrobiotische Ernährungs- und Lebensweise umstellen, um damit ihre Lebensqualität zu verbessern. Ich selbst habe diese Erfahrungen gemacht. Bereits nach einigen Tagen konnte ich damals erstaunt feststellen, welche überragende Bedeutung die Ernährung für Körper und Geist hat. Ich fühlte mich leichtfüßiger, brauchte auf einmal zwei Stunden weniger Schlaf und vor allem konnte ich mich geistig wesentlich besser entspannen. Ich wurde zusehends ruhiger, entspannter und zufriedener. Meine zufällige Begegnung mit der Makrobiotik ist zu einem der wichtigsten Ereignisse auf meinem Lebensweg geworden.

**Die Bedeutung der Ernährung**

Zahlreiche Menschen ahnen, daß ihre gegenwärtige Lebensweise erheblich dazu beiträgt, daß sie müde, verspannt, unglücklich und krank sind. Sie sehen aber keinen Weg, wie sie diesen Zustand ändern können, um ausgeglichener und glücklicher zu leben. Von Natur aus ist der Mensch sehr wohl in der Lage, ein gesundes und aktives Leben zu genießen. Heute leben wir jedoch ein Leben, das von Mattigkeit, Übergewicht und Krankheiten gezeichnet ist, obwohl die moderne Wissenschaft gleichzeitig immer mehr Wissen über Körper und Geist sammelt. Wie erklärt sich dieser Widerspruch? Warum mangelt es so sehr an Lebensqualität, wenn die Natur es eigentlich anders vorgesehen hat? Die Antwort ist einfach: Der moderne Mensch hat sich mit seiner Lebensführung zu sehr von der Natur entfernt.

Dieses Buch möchte Ihnen einen Einblick in die makrobiotische Lebensweise vermitteln, damit Sie besser beurteilen können, ob dieser Weg auch Ihnen zu einer natürlichen Ausgewogenheit Ihres Lebens verhelfen kann. Durch die Anwendung einfacher Prinzipien können Sie zumindest Neues über sich dazulernen. Vielleicht verändert sich z. B. Ihre Einstellung zu den kleinen alltäglichen Stimmungseinbrüchen, und Sie werden geduldiger mit sich selbst und auch gegenüber Ihren Mitmenschen. Der makrobiotische Lebensstil kann ein Weg sein, um aus eigener Kraft »Ihren« Lebensweg abwechslungsreicher und positiver zu gestalten.

**Die makrobiotische Lebensweise**

In diesem Buch können Sie erfahren, daß Makrobiotik nichts anderes ist als die Anwendung des gesunden Menschenverstandes. Obwohl auf den ersten Blick manches fremd erscheinen mag, gibt es die wesentlichen Grundgedanken schon seit langem, und sie umfassen mehr als die neuesten Theorien von Ernährungsexperten. »Aber jeder behauptet doch, seine Ansicht sei die richtige, was soll man denn nun glauben?« lautet eine häufige Frage. Dieses Buch zeigt Ihnen durch Hinweise auf die Praxis, wie Sie selbst für sich das Richtige herausfinden können, denn letzten Endes sollte Ihre eigene Erfahrung entscheiden.

**Die Ernährungsumstellung**

Manche haben die makrobiotische Ernährungsweise ausprobiert, dann aber wieder damit aufgehört, weil sie typische Anfängerfehler gemacht haben. Eine grundsätzliche Ernährungsumstellung ist nicht von einem auf den anderen Tag zu bewältigen. Man sollte sich mit viel Geduld wappnen und sich nicht gleich entmutigen lassen, wenn die Speisen zunächst den geschmacklichen Erwartungen nicht entsprechen. Auf alle Fälle sollte man sich vor theoretischer Engstirnigkeit hüten. Dieses Buch soll ein Ratgeber aus der Praxis für die Praxis sein.

Viele begreifen bei sinnvoller Beratung schnell, welche Vernunft hinter der Makrobiotik steckt. Ein Anfänger sollte sich niemals durch einen unter Umständen auftretenden »Praxisschock« entmutigen oder gar überwältigen lassen. Eine Umstellung ohne richtige Anleitung ist häufig etwas gewagt, zum Beispiel sollte man nicht aus Unwissenheit tagelang trübselig jeden Morgen vor dem gleichen fade schmeckenden »grau-braunen Brei« hocken, weil der doch so gesund sein soll. Nicht weniger schlimm ist es, wenn sich jemand beschwert, daß er seine Freizeit »nur noch zwischen den Kochtöpfen« verbringt und dabei vergißt, daß ihm nur einfach die Routine fehlt. Dieses Buch soll solchen Entwicklungen mit Rezepten, die leicht und einfach zuzubereiten sind, vorbeugen. Im Prinzip ist es gar nicht so viel Neues, was die makrobiotische Kost ausmacht: Verschiedene Vollgetreide, Gemüse und Hülsenfrüchte gehören dazu, ergänzt durch bescheidene Mengen Meeresalgen, Kerne, Nüsse, Obst, Speisegewürze und manchmal auch Fisch. Im großen und ganzen entspricht dies der Ernährung, die schon in früheren Zeiten in Europa üblich war.

**Was ist Naturkost?**

Zu Beginn möchte ich Ihnen ein genaueres Bild von dem unklaren Begriff »Naturkost« geben, denn »Natur« ist ja in Mode. Die »Aufsteiger der letzten Jahre« sind die Naturkost, Naturkosmetik, Naturtextilien, Baubiologie und anderes mehr. Ob es sich um Bier-, Eigenheim- oder Apothekenwerbung handelt, überall werden mit der zunehmenden Hinwendung zur Natur Geschäfte gemacht. »Bio hin – Bio her« – jeder versucht mit diesem Begriff Eindruck zu machen; Bio oder biologisch ist in Deutschland kein geschützter Begriff. Man darf künstliche Produkte »naturidentisch« nennen, was in Österreich nicht zulässig ist. Vielleicht werden uns dann »Bio-Zigaretten« auch nicht erspart bleiben. Naturkostläden schießen wie die Pilze aus dem Boden, und auch die Supermärkte erweitern ihr Angebot mit angeblich »natürlichen« Waren. Der Begriff »Vollwerternährung« tritt immer häufiger auf, und immer mehr aufmerksame Verbraucher stellen sich um. Vom Weißbrot auf das Vollkornbrot, vom Zucker auf den Honig. Schritt für Schritt wird faserreiche und naturbelassene Nahrung wie Vollgetreide und Gemüse zum

Schwerpunkt der Mahlzeit, während gesättigtes tierisches Fett und raffinierte Produkte immer mehr entfallen.

**Vollwert-ernährung**

Ich möchte betonen, daß jeder Schritt in Richtung Vollwerternährung richtig und gut ist. Nicht jeder möchte seine Kost total umstellen, aber jeder kann stufenweise einsteigen, um den für ihn richtigen Weg zu finden. Oft reichen kleine Veränderungen aus, um große Unterschiede zur herkömmlichen Kost zu spüren. Aus diesem Buch können Sie erfahren, welche Schwierigkeiten und Fallen unterwegs Ihren Fortschritt aufhalten können und warum allein die übliche Naturkost auf Dauer nicht die erwarteten Ergebnisse erzielt. Sie werden z. B. einsehen, warum zum Ausgleich des verringerten Fleischkonsums der Käseverzehr nicht zunehmen sollte, wie es häufig praktiziert wird.

Natürlich darf man nicht vergessen, daß richtige Ernährung nicht der einzige Gesundheitsfaktor ist. Großen Einfluß haben das soziale Umfeld, Streß, Belastungen durch schädliche Strahlen, Elektromagnetfelder, die zunehmende Umweltverschmutzung, mangelhafte Ausgleichsmöglichkeiten in freier Natur, lange Bürozeiten bei ständigem Sitzen sowie andere Zivilisationsschäden – jeder wird diese Aufzählung noch um weitere Beispiele ergänzen können. Von all diesen Faktoren können wir am ehesten noch Einfluß auf unsere Ernährung nehmen.

**Vorurteile gegenüber der Makrobiotik**

Mancher hält sich von der Makrobiotik fern, weil er gelesen oder gehört hat, daß er dadurch Mangelkrankheiten riskiert. Hier taucht immer wieder das Adjektiv »streng« in Verbindung mit der Makrobiotik auf. Es wird vor einer »strengen« Makrobiotik gewarnt, womit meistens eine einseitige Körnerdiät gemeint ist, die unsere Bedürfnisse zweifellos nicht decken kann. Die meisten Kritiker befassen sich nur mit diesem weitverbreiteten Irrtum, anstatt sich mit der Makrobiotik genauer auseinanderzusetzen. Diese einseitige Darstellung der Makrobiotik hält viele Menschen von einer Lebenserfahrung ab,

**Makrobiotik als gesundheitsfördernde Kost**

die weltweit Hunderttausende schon zu ihrem Vorteil genutzt haben. Durch dieses Buch sollen Sie die Gelegenheit bekommen, die volle Breite der Makrobiotik kennenzulernen.

Ich selbst habe Tausende von Menschen kennengelernt, die diesen Lebensweg erfolgreich gehen. Umfassende Untersuchungen in verschiedenen Ländern belegen, daß die richtige Ernährung und damit die beste Krankheitsvorbeugung den makrobiotischen Empfehlungen sehr nahe kommt. Die Erfolge mit Krankheitslinderungen sind verbürgt.

Im Volksmund heißt es: »Man ist, was man ißt.« Dieses Buch soll eine Hilfestellung geben und über die »Naturkostwelle« als Modeerscheinung hinaus den Ansatz zur Herstellung eines vernünftigen Gesundheitsbewußtseins liefern.

1. Kapitel

# Grundlagen der Makrobiotik

## Warum eigentlich Makrobiotik?

**Umwelt-zerstörung und Gesundheitskrise**

Aus Politikermund hören wir immer wieder, daß es uns noch nie so gut gegangen sei wie heute. Im Widerspruch dazu lesen wir täglich von Umweltkatastrophen, Giftskandalen und anderen Problemen der modernen Gesellschaft. Während die meisten Menschen ihre Aufmerksamkeit auf diese Schlagzeilen richten, wuchert gleichzeitig eine andere, schleichende Krise als Folge des Wohlstandes, die von vielen kaum wahrgenommen wird, die Gesundheitskrise. Manche ahnen, daß sie bedroht sind, andere werden erst durch eine Krankheit wach. Auf einmal ist von der Qualität des Lebens die Rede, und man kommt zu der Erkenntnis, daß es sie nur geben kann, wenn die Umwelt möglichst unbelastet bleibt und der Mensch gesünder und naturverbundener lebt, denn immer deutlicher zeigen sich die schwerwiegenden Auswirkungen von Umweltverschmutzung und einer künstlichen, der Natur entfremdeten Lebensweise. Immer höher wird der Preis für den materiellen Wohlstand, den wir zahlen: Ein bitterer Preis, der sich aus einer großen Anzahl von Krankheiten und immer größer werdenden Gesundheitsproblemen, selbst in sehr frühem Alter, zusammensetzt. Wir müssen uns darüber klarwerden, daß heute schon in der Kindheit bisher kaum wahrgenommene Gesundheitsgefahren lauern. Man braucht nur an den regelmäßigen Konsum von Speiseeis und Cola-Getränken zu denken. Leider wird dabei die Wirkung des Zuckers auf die Zähne übersehen.

Das passiert so lange, bis u. a. die Zähne zerstört sind. Das ist nur ein Beispiel dafür, wie unsere Kinder unter den »Errungenschaften« unserer Gesellschaft zu leiden haben. Daß die Gefährdung der Menschen weit dramatischere Formen annehmen kann, mag die Erinnerung an die Contergan-Tragödie verdeutlichen.

**Wir essen uns krank**

Wir müssen einsehen, daß die tägliche Ernährung inzwischen zu einer nicht zu unterschätzenden Gesundheitsgefahr geworden ist. Wer nicht aufpaßt, läuft Gefahr, sich krank zu essen. Unbelastete Nahrungsmittel gibt es kaum noch, weil die Umweltgifte fast überall im Verborgenen wirken. Sind unsere Lebensmittel wirklich noch »Mittel zum Leben«? Ist es z. B. vertretbar, von ethischen Gesichtspunkten ganz abgesehen, in der heutigen Zeit überhaupt noch Fleisch zu essen? Untersuchungen der jüngsten Vergangenheit haben bewiesen, daß häufig in der Massentierhaltung Antibiotika und Hormone verwendet werden. Schon Anfang der achtziger Jahre haben beispielsweise schwedische Ärzte davor gewarnt, weiterhin im gegenwärtigen Umfang Antibiotika ins Tierfutter zu mischen, weil der Verbraucher alle Rückstände über das Fleisch in sich aufnimmt. Bei diesen Untersuchungen mußten die Mediziner auch feststellen, daß manche Patienten deshalb heute zum Teil schon immun gegen notwendige Antibiotika-Behandlungen sind. Unsere Gesellschaft scheint viel von ihrem gesunden Menschenverstand eingebüßt zu haben. Wissen wir eigentlich noch, was wir tun? Was wir in uns selbst und in unserer Umwelt anrichten? Mit den enormen Möglichkeiten der modernen Technologie bewegen wir uns in unserer natürlichen Umgebung wie Kinder in einem neu entdeckten Spielzeugladen – mit Riesenspaß wühlen wir herum und wundern uns, wenn plötzlich etwas schiefgeht. Wir, die wir uns »erwachsen« nennen, spielen Fortschritt, doch keiner kennt seine Regeln.

**Folgen des »Fortschritts«**

Folgerichtig treten auch Gesundheitsprobleme auf, für

**Einseitige und ganzheitliche Betrachtungsweise**

die uns eine komplizierte Schulmedizin zur Verfügung steht, deren Behandlungsweisen äußerst unüberschaubar und sehr teuer geworden sind. Der Kranke wird von Spezialisten abhängig, die zwar ihr eigenes Fachgebiet gut kennen, also einen Teil des Körpers, denen aber häufig das Verständnis für eine ganzheitliche Betrachtungsweise fehlt. Hinzu kommt, daß die moderne Medizin symptomatisch behandelt, d. h., daß sie die Symptome und Beschwerden feststellt und versucht, sie zu bekämpfen. Die Zusammenhänge interessieren weniger, was dazu führt, daß häufig die eigentlichen Ursachen einer Krankheit nicht erkannt werden. Das gegenwärtige Verständnis von Gesundheit und Krankheit führt uns in eine Sackgasse. Erstens lernen wir keine richtigen Vorbeugungsmaßnahmen, zweitens hat die Kostenexplosion im Gesundheitswesen ein solches Ausmaß erreicht, daß wir die moderne Medizin im Laufe der neunziger Jahre kaum noch bezahlen können. Es ist höchste Zeit, daß wir über diese begrenzte Auffassung von Medizin und Gesundheit hinwegkommen. Die Grundlage des Wohlbefindens umfaßt viel mehr als das Fehlen von Krankheitssymptomen, so wie Frieden viel mehr ist als das Fehlen von Kriegsgeschehen. Gesundheit besteht aus dem Zusammenwirken von körperlichen und geistigen Einflüssen. Wie wir uns bewegen und ernähren, wie wir denken, atmen und handeln – alles hat eine Wirkung auf die Gesundheit.

Und Gesundheit ist das Hauptanliegen der Makrobiotik. Wirklich gesund ist der Mensch nur, wenn er ein harmonisches inneres Gleichgewicht zwischen Körper und Geist erreicht, wenn er die Zusammenhänge von der »Ganzheit des Lebens« verstehen lernt. Die makrobiotische Einstellung kann wieder zu einem »ganzheitlichen Denken« verhelfen. Dies ist besonders wichtig in einer Zeit, die das Gegenteil lehrt, nämlich die ständige, möglichst genaue Analyse aller Teilaspekte eines Problems. Es gibt keinen gesunden Körper, wenn nicht auch geistige

Klarheit und gefühlsmäßige Stabilität vorhanden sind! Der Mensch neigt jedoch dazu, diese Tatsachen zu verdrängen. Störungen gelten entweder als körperlich oder psychisch. Diese Gegenüberstellung ist ein schwerwiegender Irrtum. Die makrobiotische Betrachtungsweise wirkt diesem Irrtum durch eine sinnvolle, ausgewogene Verbindung der körperlichen und seelisch-geistigen Aspekte entgegen.

**Körperliche und geistige Ausgewogenheit**

Die Ernährung hat in diesem Zusammenhang einen besonderen Platz, weil sie die biologische Grundlage vom Körper einschließlich des Nervensystems darstellt. Kaum etwas wirkt so direkt und dauerhaft auf das Wohlbefinden wie die Ernährung. Es klingt so einfach und so selbstverständlich: Unser Körper kann nur weiterexistieren, wenn wir ihm durch Nase und Mund ständig Energie zuführen. Für die Atmung spielt die Luftqualität eine große Rolle, noch gewichtiger für den Körper ist jedoch das Essen, vor allem seine Menge und seine Beschaffenheit. Ein Großteil geht nach der Nahrungsaufnahme in das Verdauungssystem vom Mund bis zum Darm, wo die Nahrung in ihre Bestandteile zerlegt und für den Körper verwertbar gemacht wird. So ist es leicht nachzuvollziehen, daß der Körper wesentlich länger in seiner Leistungsfähigkeit eingeschränkt bleibt, wenn er schwerverdauliche Nahrung zu sich nimmt. Besonders Fleisch bleibt sehr lange »schwer im Magen liegen«. Jeder kennt dieses Gefühl aus eigener Erfahrung, jeder kennt die Folgen wie Trägheit und Müdigkeit. Man vergleiche nur die unterschiedlichen Verhaltensweisen nach der Nahrungsaufnahme bei fleischfressenden Raubkatzen und sich ausschließlich pflanzlich ernährenden Tieren wie Giraffen oder Elefanten: Der Löwe legt sich »faul ins Gras«, während die »Vegetarier« unter den Tieren Nahrung aufnehmen, ohne zu ermüden.

**Die Verdauung**

Betrachtet man die Vorgänge im Verdauungssystem aus »makrobiotischer Sicht«, kann man sie mit der Aufgabe der Wurzeln für die Versorgung eines Baumes vergleichen. Bei einem Baum gelangen die Nährstoffe der Erde über die Wurzeln in sein Inneres und werden dort weiterverarbeitet. Wenn es dem Baum schlechtgeht, denkt man sofort an Einflüsse aus der Umwelt, betrachtet die Qualität der Erde, des Wassers, die Wetter- und Klimabedingungen. Es muß eine Störung im Verhältnis Baum-Umwelt vorliegen. Vermutungen werden angestellt, wie man dem Baum helfen könnte, z.B. durch Anreichern der Erde, Gewässerschutz oder im Fall des Waldsterbens durch Kalkung des Bodens. Mit diesen Hilfestellungen soll das Gleichgewicht zwischen dem Baum und seiner unmittelbaren Umgebung wiederhergestellt werden.

Täglich stehen wir dieser Problematik gegenüber, engagieren uns vielleicht selbst, um etwas gegen das drohende Waldsterben zu tun. Doch warum wenden wir unsere Erkenntnis nicht auch auf den Menschen an? Warum ändern wir nicht einfach, wenn es uns schlechtgeht, die negativen Einflüsse von außen, die Zusammensetzung unserer »Erde«, unserer Nahrung? Denn nur wir, die wir selbst die Verantwortung für unser Handeln und unser Wohlbefinden tragen, können etwas verändern, können unseren Zustand aus eigenen Kräften verbessern. Wir dürfen uns nicht getrennt von unserer Umwelt betrachten! Der Mensch existiert in einem dynamischen Verhältnis zu allem, was ihn umgibt oder mit dem er sich selbst umgibt, zu allen Dingen, körperlichen oder geistigen. Ob er Unterstützung und Geborgenheit oder Widerstand und Feindseligkeit empfindet, alles beeinflußt sein Denken und Handeln. Ob er im Wald spazierengeht, Fahrrad fährt und auf andere Art selbst aktiv ist oder ob er sich passiv vor den Fernseher setzt, alles hinterläßt bleibende Spuren in ihm, alles formt seine Persönlichkeit, beeinflußt seine Gesundheit. Natürlich gehört dann auch dazu, ob er einerseits ausgewogene und natürliche Nahrung ißt oder andererseits Fettes und Süßes in großen Mengen. Wenn wir auf

**Die Einflüsse der Umwelt**

ärztlichen Rat ermutigt werden zu essen, worauf wir Appetit haben, so ist das grundsätzlich richtig. Nur sind unsere Essensinstinkte so denaturiert, daß die Diskrepanz zwischen unserem Appetit und dem, was unserem Körper guttut, nicht übersehen werden sollte. Der Mensch muß erst wieder lernen, ein intuitives Verständnis dafür zu entwickeln, was für ihn gut oder schlecht ist. Allgemeine Verwirrung hat sich breitgemacht, besonders dadurch, daß der Verbraucher so viel Widersprüchliches hört. Die Massenmedien erdrücken ihn mit ihrer Informationsflut, jeglicher Überblick muß dabei verlorengehen. Das war einmal anders.

Man ahnt gar nicht, wie sehr sich die Eßgewohnheiten allein seit dem Zweiten Weltkrieg verändert haben. Durch unzählige Generationen haben die Menschen als Grundlage ihrer Ernährung mehrfache (komplexe) Kohlenhydrate, hauptsächlich Vollgetreide wie Gerste, Hafer, Weizen und Roggen, zu sich genommen. Besonders das Fleisch war ein Luxus, den sich nur wenige leisten konnten. Seit Beginn des Industriezeitalters kam es zu einer gewaltigen Veränderung. An die Stelle des wertvollen Getreides traten allmählich Fette und raffinierte Kohlenhydrate wie Zucker und Weißbrot als »Nährstofflieferanten«. Diese Entwicklung hat sich in der Nachkriegszeit noch beschleunigt, nahezu jedes Produkt wird mit chemischen Zusätzen angereichert. Der ehemals schwer zugängliche Zucker ist nun zu einem selbstverständlichen Zusatz jeder Mahlzeit geworden, nahezu jede Konservendose enthält ihn. Hinzu kommen die Einflüsse der angelsächsischen Eßkultur wie das nährstoffarme Toastbrot, koffein- und zuckerhaltige Dosengetränke und vor allem seit Beginn der achtziger Jahre eine Schwemme von Hamburgern, »Fast-Food«. Eine hektische junge Generation wird in ihrem Lebensgefühl erfolgreich angesprochen, und kein Land in Europa hat diesen Trend so begeistert aufgenommen wie die Bundesrepublik.

**Der Einzug ungesunder Kost**

So geschieht es, daß ein »Wohlstandsbürger« an Unterernährung leidet, weil er sich hauptsächlich von »Hühnchen, Hamburgern und Pommes« ernährt und sich nicht mehr die Zeit für eine reichhaltige und ausgewogene Mahlzeit nimmt. Hauptsache ist es, schnell und bequem den Hunger zu stillen.

**Fette und Kohlenhydrate**

Dann kommen täglich gesättigte Fette in Form von Käse, Wurst und anderen Fleischwaren möglichst reichlich aufs Brot. Wichtige Nährstoffe fehlen, und man »hungert mit vollem Magen«, was wieder zu einem Eßzwang führen kann, weil der Körper nach den fehlenden Nährstoffen verlangt. Würden die modernen Menschen ihre fetten, süßen Lieblingsspeisen nur auf die Feiertage beschränken, wäre keine Aufklärung über Ernährung nötig. Denn solange die tägliche Nahrung hauptsächlich aus den mehrfachen Kohlenhydraten wie Vollgetreide und Gemüse besteht, kann man es sich natürlich leisten, sich ab und zu gehenzulassen. Man sollte es nicht als Ausschweifung bezeichnen, wenn man gelegentlich mit der Familie und Freunden diese weniger geeigneten Speisen genießt. Es ist sogar empfehlenswert, alte Lieblingsspeisen ab und zu wieder auszuprobieren, nachdem die Umstellung auf gesündere Kost vollzogen ist. Dadurch kann man zweierlei feststellen: Erstens merkt man, daß eine Verwandlung im Geschmacksempfinden der Zunge stattfindet und die ersehnte Kirschtorte nun allzu süß schmeckt, so als hätte man die Zuckermenge verdreifacht. Dagegen wird der natursüße Geschmack von Möhren und anderen süßen Gemüsen immer mehr geschätzt. Zweitens merkt man, welche Wirkung diese Gerichte aus der herkömmlichen Küche doch tatsächlich auf die Gesundheit haben. Kleinere Beschwerden wie Verstopfung oder Asthma, die inzwischen kaum noch vorkommen, machen sich wieder bemerkbar. Die eigene Erfahrung wird zum Lehrmeister, während die Zusammenhänge zwischen Ernährung und Gesundheit deutlicher werden. Es leuchtet langsam ein,

**Verändertes Geschmacksempfinden**

daß der Mensch für sein Schicksal Mitverantwortung trägt und daß seine Entscheidung über die Ernährungsweise zu den wichtigsten im Leben gehört. Diese Entscheidung trifft nun der ganze Körper durch ein feinfühligeres Empfinden, und nicht der Kopf allein mit einem abstrakten Entschluß. Die Unsicherheit von früher, »Wem soll man eigentlich glauben?«, wird überflüssig, weil die klaren biologischen Signale den Weg ohne Mißverständnisse zeigen.

**Essen gilt als Nebensache**

Doch noch ist ein Großteil der Bevölkerung weit von diesem intuitiven Verständnis entfernt. Heute gilt die Zubereitung des Essens und sein Verzehr häufig nur als eine »Zeitverschwendung«. Es wird nebenbei gelesen, ferngesehen, oder man ißt, gerade morgens, zwischen »Tür und Angel«, im Stehen und im Gehen. Abgepackte und vorbearbeitete Nahrung wird bevorzugt, oder man geht zur noch größeren Bequemlichkeit auswärts essen. Lästige Folgeerscheinungen der Verdauungsprozesse werden schnell durch Aufputschmittel wie Kaffee, Alkohol oder sogar Tabletten überbrückt. Denn es gibt ja scheinbar so viele aufregendere Dinge wie Autos, Reisen und Videos. Es ist also nicht weiter verwunderlich, wenn der Stadtmensch die von der Lebensmittelindustrie angebotenen Bequemlichkeiten begeistert annimmt. »Zeit ist Geld«, und wenn man neben langen Arbeitstagen noch zusätzliches Pendeln in Kauf nehmen muß, ist die Freizeit ein besonders kostbares Gut. Wenige verwenden dann noch ihre Energie für die Zubereitung einer ausgewogenen Mahlzeit, und noch weniger Menschen verzehren sie in der erforderlichen Ruhe. Kaum jemand findet das für ihn wirklich gesunde Maß. Gerade in der Stadt »pulsiert ständig das Leben«, viele haben das Gefühl, »etwas zu versäumen«, wenn sie nicht unterwegs sind.

Da sich in den letzten Jahrzehnten die Bevölkerung verstärkt in den Ballungszentren gesammelt hat, wurde auch die Isolierung von der Natur immer verbreiteter und ausgeprägter. Großstadtkinder wachsen häufig in regelrechten »Betonwüsten« auf, sie verstehen kaum, daß das Essen aus der Erde und nicht nur aus dem Laden stammt. Meine Tochter hat einmal mit einigen Kindern aus der Großstadt zusammen gespielt, als sie bei uns auf dem Land waren. Sie zeigte den Spielkameraden einen Brunnen und wie man das Wasser mit einem Eimer aus der Erde holen kann. Diese Kinder sahen sehr erstaunt zu, und erst jetzt begannen sie zu verstehen, wo das »Leitungswasser« ursprünglich herkommt. Dieses einfache Beispiel zeigt, wie wichtig es ist, daß die Menschen sich endlich wieder bewußt mit ihren Ursprüngen, der Natur und auch mit der Ernährung befassen. Die natürliche Beziehung zur Nahrung ist vielen von uns bei der heutigen Entfremdung von der Natur verlorengegangen. Dem entspricht der Slogan: »Bei uns kommt der Strom aus der Steckdose.« So spannend die Lebensweise unseres Zeitalters auch sein mag, es wird immer klarer, daß sie die Menschen ungesund macht, sie in immer mehr Krankheiten und Leiden führt. Es wird höchste Zeit, daß wir etwas für unsere Gesundheit und damit auch für unsere Umwelt tun.

**Isolierung von der Natur**

Die schweren Krankheiten wie Krebs und Aids werden sich in den nächsten Jahren erschreckend schnell ausbreiten. Der angesehendste schwedische Krebsarzt, Prof. Einhorn, hat eine düstere Prognose gestellt und behauptet, daß jedes zweite Kind von heute im Laufe seines Lebens Krebs bekommen wird. Darüber hinaus wird eine Diabeteswelle größeren Ausmaßes befürchtet. Noch können wir etwas für unsere eigenen Kinder und für uns tun, noch haben wir die Möglichkeit, der allgemeinen Ratlosigkeit etwas entgegenzusetzen: Doch nur, wer sich gesund ernährt, wird dafür die erforderliche Widerstandskraft entwickeln. So wird man, wenn man sich auf die makrobiotische Kost umstellt, bald feststellen, wie schnell man sich innerlich ruhiger und harmonischer fühlt. Andererseits wird jemand, der in seiner Natur ausgeglichen ist oder

**Wirkungen makrobiotischer Ernährung**

innere Ruhe durch geistige und körperliche Entspannungsübungen findet, eher zur makrobiotischen Kost neigen. Es verhält sich hier ähnlich wie mit dem Rätsel: »Was war zuerst da, die Henne oder das Ei?« Niemand kann eine richtige Antwort auf diese Frage geben, doch jeder kann, auf welchem Weg auch immer, einen Zugang zur Makrobiotik finden, egal ob er sich schon im Gleichgewicht mit sich und seiner Umwelt fühlt oder noch auf der Suche danach ist.

**Gewohnheiten lassen sich verändern**

Leider sträuben sich viele Menschen dagegen, ihre alten Gewohnheiten zu ändern. Ihnen fällt es schwer, sich umzustellen, selbst bei Urlaubsreisen bleiben sie möglichst im Bereich ihres gewohnten Essens, auch die Unterkunft und die Menschen, mit denen sie sich umgeben, sollten möglichst vertraut sein. Wer schon durch eine Krankheit geschwächt ist, neigt noch verstärkter zu einer vorsichtigen Haltung, er ist besonders mißtrauisch gegenüber Veränderungen. Für andere jedoch bedeutet eine vernünftige Änderung der Gewohnheiten ein Stück Lebensabenteuer. Sie wissen, daß gerade die Abwechslung das Leben lebenswert macht. Etwas von diesem Gefühl ist sehr hilfreich, wenn man beginnt, sich mit der Makrobiotik zu beschäftigen. Denn sie kann das Leben noch interessanter machen, und man wird bald den Lohn für seine Aufgeschlossenheit erhalten. Schon viele wissen die Früchte der makrobiotischen Lebensweise zu schätzen: Sie leben gesünder, ruhiger und bewußter und haben vor allem mehr Freude am Leben. Vorher wie ein »Blatt im Wind« wandelt sich der Mensch durch die Makrobiotik zum aktiven Gestalter seines Lebens. Jeder hat die Chance. Dieses Buch ist aus dem Bedürfnis heraus entstanden, den Einstieg möglichst leichtzumachen.

## Was ist Makrobiotik?

**»Der Weg der Mitte«**

Das Verständnis von der Makrobiotik läßt sich vielleicht am treffendsten als »Weg der Mitte« bezeichnen. Dieser Begriff stammt aus der Philosophie des Fernen Ostens, die von der Bedeutung der Mäßigkeit im Leben spricht. Wer makrobiotisch lebt, strebt durch seine Lebensweise ein Gleichgewicht von körperlicher und geistiger Energie an. Der makrobiotische Weg soll Ausgewogenheit ermöglichen, wobei der Mensch lernen kann, sich flexibel an die tagtäglichen Bedürfnisse anzupassen, um sein Leben ausgeglichener zu gestalten. Echte Gesundheit bedeutet auch, Veränderungen richtig einschätzen zu können. Das Festhalten an vergänglichen Erscheinungen im ewigen Fluß der Veränderung wird jeden zwangsläufig aus der Harmonie mit diesem Fluß bringen. Flexibilität ist eine zentrale Eigenschaft, die jeder in seiner Lebensweise verwirklichen sollte, Mäßigkeit eine andere. Jedes »Sich-Gehenlassen« ins Extreme behindert die persönliche Entwicklung, der Mensch verliert seine Orientierung und gerät in eine Sackgasse. Wenn das Essen auch nicht alles ist, so wird man an der Frage nach einer vernünftigen Ernährung nicht vorbeikommen, wenn man seine Lebenssituation verbessern will. Die makrobiotischen Essensempfehlungen können dem Menschen beträchtliche Vorteile bringen. Wer sich aber ausschließlich mit der Ernährung beschäftigt, kommt nicht in den vollen Genuß der Makrobiotik. Der Weg der Mitte bedeutet also, auf die Ernährung bezogen, die Bedeutung des Essens zu schätzen, aber man sollte darüber nicht die Lebensfreude, den Spaß an körperlicher Bewegung und harmonische Beziehungen zu anderen Menschen vernachlässigen.

Ein Makrobiot sollte in der Lage sein, selbständig seine Heilungskräfte zu mobilisieren, aber nicht versäumen, bei Notwendigkeit einen Arzt dankbar zu akzeptieren. Er schätzt die makrobiotischen Prinzipien, die einen Einblick in die Spielregeln des Lebens geben können, wenn ihm auch klar ist, daß er nicht jedes Geschehen, jeden Zufall, jedes Unglück mit diesen Prinzipien dogmatisch erklären kann. Er lebt aktiv und engagiert, nimmt sich aber auch Zeit für die schönen Seiten des Lebens, die Ruhe und das Spielerische. Er ernährt sich nach den makrobiotischen Empfehlungen, behält aber zugleich seine Neugier und Experimentierfreudigkeit.

**Erweiterung des Lebens**

Das zusammengesetzte Wort Makro-Biotik stammt aus dem Griechischen und bedeutet »Großes-Leben«. Die Makrobiotik soll das Leben größer und offener gestalten, das heißt u. a. die Perspektive erweitern, die Wahrnehmung verfeinern, die Offenheit gegenüber neuen Impulsen verstärken und damit ganz allgemein die Flexibilität vergrößern. Dies kann durch eine gestärkte biologische Grundlage geschehen, die zu einem großen Teil aufgrund einer geeigneteren Ernährung als bisher erreicht werden kann. Eine geeignetere Ernährung bedeutet zunächst eine quantitativ sinnvolle, d. h. eine unseren wirklichen Bedürfnissen angemessene Menge. Nehmen wir trotzdem mehr zu uns, als wir verbrauchen können, entsteht ein Überschuß, der den Körper belastet. Leider fällt es vielen nicht leicht, ein geeignetes Maß zu finden.

Noch schwerer fällt es vielen, die andere Seite der geeigneteren Nahrungsaufnahme, die qualitative, zu verstehen. Mancher fragt sich z. B., was ist unter naturbelassen, raffiniert, biologisch oder nicht biologisch angebaut zu verstehen? Wie wirken sich die unterschiedlichen Nahrungsmittel auf meinen Körper aus, und woran kann ich diese Auswirkungen erkennen? Neben unserem gesamten Äußeren ist u. a. die Qualität unseres Blutes ein sehr deutlicher Spiegel, denn das Blut wirkt sich als Hauptnahrungsquelle sämtlicher Körperzellen entscheidend auf den gesundheitlichen Zustand unseres Körpers aus. Wenn die Nahrung beispielsweise hauptsächlich aus gesättigtem Fett, hochraffinierten Lebensmitteln und chemischen Zusätzen besteht, bildet sich ein qualitativ schlechteres Blut als bei einem Essen, das zum größten Teil Vollgetreide, Gemüse und Hülsenfrüchte umfaßt. Die verbesserte Blutqualität stärkt den Körper. Doch nicht nur die Organe und die Muskulatur sind von der Beschaffenheit des Blutes abhängig, sondern auch das Gehirn und das Nervensystem. Kein Organ reagiert so schnell und eindeutig auf eine Veränderung der Blutqualität wie das Gehirn. Bereits kleine Mengen von Kaffee oder Alkohol beeinflussen spürbar das zentrale Nervensystem.

**Verbesserte Blutqualität**

Von zahlreichen Menschen wurde mir bestätigt, daß sie nach der Umstellung auf die makrobiotische Kost positive körperliche und geistige Veränderungen bei sich festgestellt haben. Zwar wird eine Ernährungsumstellung meist in erster Linie aus Gesundheitsgründen vorgenommen, doch bei vielen stellt sich zugleich ein geistiger Ausgleich ein. Sie werden ruhiger, ärgern sich weniger und können Ängste abbauen. Wer diese Erfahrungen nicht selbst gemacht hat, wird diese Zusammenhänge leicht als Einbildung abtun. Verstehen wird er sie, wenn er selbst ein paar Wochen die neue Kost ausprobiert hat.

**Abgrenzung der Makrobiotik**

Die makrobiotische Ernährungsweise läßt sich nicht so genau abgrenzen wie die laktovegetarische (ohne Fleisch, aber mit Milch und anderen Molkereiprodukten) oder die rein vegetarische Kost (nichts vom Tier). Sie beinhaltet eine flexible Haltung zur Kost und nimmt Rücksicht auf die unterschiedlichsten persönlichen Bedürfnisse. Jeder kann seinen eigenen makrobiotischen Weg gestalten, weil die Makrobiotik für jeden unterschiedliche Bedeutung haben kann. Dieser Weg wird bestimmt durch das grundlegende Prinzip der Makrobiotik, daß der Mensch ein Gleichgewicht zu seiner Umgebung anstrebt. Makrobiotik wirkt wie ein Kompaß, um ausgeglichener zu leben.

Früher haben es die Menschen besser verstanden, im Einklang mit der Natur zu leben. Heute lebt der Mensch isoliert von der Natur, obwohl er weiterhin bestimmten

Naturgesetzen unterliegt. Zentralheizung, synthetische Kleider und Baumaterial, moderne Transportmittel und hochraffiniertes Essen tragen dazu bei, daß bei vielen Menschen die Beziehung zur Natur verkümmert ist. Bis ins letzte Jahrhundert fand die Mehrheit der Bevölkerung ihren Arbeitsplatz in der Landwirtschaft. Sie hatte tagtäglich eine reale körperliche Berührung mit der Natur. Heute arbeitet die Mehrzahl der Bevölkerung in der Industrie oder im Dienstleistungsgewerbe; selbst die wenigen Landwirte, die nach dem Schrumpfungsprozeß verblieben sind, leben kaum noch naturnah. Sie müssen sich mit der Chemie gut auskennen und haben ein häufig unpersönliches Verhältnis zum eigenen Hof. Es geht dem modernen Landwirt meist nur um effektive Produktion und die Ausnutzung seines Ackerbodens.

**Mensch und Natur**

Die immer größer werdende Distanz zwischen dem Menschen und der Natur hat die ursprüngliche Verbindung Mensch-Natur verkümmern lassen. Dadurch, daß der naturentfremdete Mensch seine Ernährungs- und Lebensweise makrobiotisch ausrichtet, überwindet er dieses Dilemma und versteht sich wieder als Teil seiner Umgebung. Er genießt zwar noch die Vorteile der modernen Gesellschaft, nimmt sich aber mehr Zeit für ein ausgewogeneres Verhältnis zur Natur als bisher. Dem sogenannten Makrobioten ist bewußt, daß Ernährung viel mehr als nur den Brennstoff für den Körper ausmacht. Das Essen besteht zwar aus einer Zusammensetzung von Kohlenhydraten, Mineralstoffen, Fetten und Eiweißen, aber auch aus einem Phänomen, das weniger faßbar ist, nämlich aus Energie. Wenn die herkömmliche Ernährungswissenschaft über Energie in der Nahrung spricht, dann meint sie damit in erster Linie Kalorien (Joule). Das makrobiotische Verständnis von Energie ist aber ein anderes. So geht es z. B. darum, ob ein bestimmtes Nahrungsmittel eher eine entspannende oder verspannende, eine kühlende oder wärmende Wirkung hat. Auf Einzelheiten komme ich spä-

**Essen ist Energie**

ter noch einmal zu sprechen (siehe »Yin und Yang«). Im Gegensatz zu Menschen, die weniger naturverbunden leben, erkennt der Makrobiot seine wahren Bedürfnisse besser, die von verschiedenen Faktoren wie Alter, Geschlecht, Arbeit, Aktivitäten, Jahreszeit, Geographie oder Klima abhängig sind. Bei strenger Kälte schafft er ein Gleichgewicht mit der Natur (Umgebung) unter anderem dadurch, daß er »wärmende Nahrung« zu sich nimmt. Im Winter ißt der Makrobiot also wärmespendenden Buchweizen und herzhafte Linsensuppe mit Wurzelgemüse, statt abkühlende Speisen wie Eis, Fruchtjoghurt oder tropische Früchte. Bei sommerlicher Wärme wird er eine sanft abkühlende Nahrung wie leicht gedämpftes Blattgemüse und Rohkost vorziehen und extrem Wärmeerzeugendes wie etwa Fleisch vermeiden. Eine ernährungsbewußte Frau in den Wechseljahren, die an Hitzewallungen leidet, vermeidet alles Wärmeerzeugende, gleich zu welcher Jahreszeit. In dieser Phase ihres Lebens ist sie besonders empfindlich gegenüber innerer Wärme. Sie sollte daher Nahrungsmittel bevorzugen, die diese Hitzewallungen sanft dämpfen, beispielsweise blanchiertes grünes Blattgemüse.

**Ausgleichende Nahrung**

Ernährungsbewußtsein bedeutet also auch und im besonderen Maße Körperbewußtsein. Ausgestattet mit mehr Gespür für die inneren Bedürfnisse werden dem Makrobioten Körpersignale immer deutlicher. Diese verfeinerte Körperwahrnehmung entwickelt sich langsam zu einer intuitiven Fähigkeit, spontan im Sinne des inneren Gleichgewichts zu handeln. So ist es möglich, mit der ständig in Veränderung begriffenen Natur in Harmonie zu leben. Die Herausforderungen und Probleme des Tages lassen sich um so leichter bewältigen, je flexibler die Haltung zum Leben ist. Jeder Tag kann uns dann wie ein Lehrmeister begegnen. Wir empfinden mehr Lebensfreude und lernen aus unseren Erfahrungen.

**Körperbewußtsein**

## Die Kost

*empfehlenswert*

| | |
|---|---|
| Vollgetreide: | als Ganzkorn, Grütze, Teigwaren, Brot |
| Gemüse: | frische Wurzel- und Blattsorten und sonstige |
| Eiweiß: | Hülsenfrüchte, Sojaprodukte (Tofu, Tempeh), Weizenfleisch (Seitan), Fisch |
| Meeresalgen: | kleine Mengen in Suppen und in Gerichten |
| Suppen: | Gemüsebrühen mit Sojapaste (Miso) oder Sojasauce (Shoyu/Tamari), auch mit Teigwaren und Hülsenfrüchten |
| Süße: | Obst, Gemüsesäfte, Getreidemalz (Reis, Gerste, Mais) |
| Kerne, Nüsse: | Sesam, Kürbiskerne, Sonnenblumenkerne, Mandeln, Walnüsse, Erdnüsse, Haselnüsse |
| Speisewürzen: | Sesamsalz (Gomasio), Tekka, Salzpflaume (Umeboshi) |
| Getränke: | Bancha-Tee, Getreidekaffee, Löwenzahnkaffee, Gemüsesäfte, Wasser (gute Qualität!), gelegentlich Obstsäfte |

*zu meiden*

| | |
|---|---|
| Getreide: | raffiniert, poliert, Auszugsmehl (Weißbrot) |
| Gemüse: | Kartoffeln, Tomaten, Auberginen, Spinat |
| Eiweiß: | Fleisch, Geflügel, Molkereiprodukte, Eier |
| Süße: | Zuckergesüßtes, Schokolade, Eis, Fruchtjoghurt, Honig |
| Obst: | tropisches Obst, Zitrusfrüchte (Bananen, Orangen) |
| Speisewürze: | sehr scharfe Gewürze (Pfeffer, Curry), Kochsalz |

| | |
|---|---|
| Getränke: | Kaffee, schwarzer Tee, Cola und andere gezuckerte Dosengetränke, kohlensäurehaltige Getränke, Alkohol |
| behandelte Nahrung: | mit Chemikalien versetzt, aus der Dose, aus der Tiefkühltruhe |

## Verantwortung als Prinzip

**Verantwortungsvoll leben**

Die Umwelt ist das Produkt des Zusammenwirkens von Natur und Mensch. Dieser Zusammenhang wird von vielen Menschen fahrlässig mißachtet. Sie werfen achtlos Dosen in den Wald oder leisten durch die Verwendung von Spraydosen ihren Beitrag zur Zerstörung der Ozonschicht. Gleichzeitig erregen sie sich über das Waldsterben. Sie sehen die ursächlichen Zusammenhänge nicht. Viel leichter ist es zu behaupten, daß manche Ursachen sich nicht beheben lassen oder noch nicht wissenschaftlich erwiesen seien.

Im Falle der eigenen Gesundheit kann man sich gut mit dem Argument der »erblichen Vorbelastung« oder der »Umwelteinflüsse« der eigenen Verantwortung entziehen. Diese bequeme Erklärung von Krankheitsentstehung behagt natürlich vielen, macht sie zu »schuldlosen Opfern« und kann zu tragischen Entwicklungen führen. So kommt es z. B. in den USA vor, daß ängstliche Frauen ihre Brüste prophylaktisch entfernen lassen, weil die Mütter schon Brustkrebs gehabt haben. Dagegen ist wahrscheinlich die Hauptursache eine falsche Ernährung. Die »erbliche Vorbelastung« der furchtsamen Töchter liegt also vielmehr in der Übernahme der mütterlichen Ernährungsgewohnheiten.

Deutlich beweist dies eine Studie aus den siebziger Jahren, die zeigt, daß japanische Einwanderinnen in die

USA, wo die Brustkrebsrate sechsmal höher als in Japan ist, durch die Umstellung der Ernährungsweise auf die wesentlich fetthaltigere amerikanische Eßgewohnheit mit der Zeit genauso oft an Brustkrebs erkranken wie die Amerikanerinnen. Im Gegensatz dazu hat man bei den eingewanderten Frauen, die ihre ursprüngliche Ernährungsweise beibehalten hatten, die gleiche niedrige Brustkrebsrate festgestellt wie in ihrem Heimatland Japan, das die gleichen Belastungen durch Streß und Umwelt aufweist wie die USA.

Ein Kranker sollte daran denken, sich nicht als passiver Empfänger eines vorprogrammierten Schicksals zu betrachten. Nicht Selbstmitleid und Klage, sondern die Bereitschaft zur Übernahme von Eigenverantwortung schafft die positive Voraussetzung für die Überwindung von Krankheit.

Ob es sich um Krankheit oder Umweltzerstörung handelt, immer sollte sich der Mensch als Teil eines Ganzen erkennen und die Verantwortung übernehmen, die sich für ihn aus dem Zusammenhang ergibt. Er sollte nicht passiv die Problemlösungen von anderen erwarten, sondern sich fragen, welchen Beitrag er selber leisten kann. Er sollte sich nicht auf Schuldzuweisungen an andere beschränken, sondern im Rahmen seiner Möglichkeiten verantwortlich handeln.

**Jeder kann etwas tun**

Das Leben wird auch spannender, wenn der Mensch einsieht, daß er an seinem Schicksal mitbeteiligt ist. Diese Bereitschaft, die Verantwortung für das eigene Leben zu übernehmen, gehört zu den wichtigsten Aspekten der makrobiotischen Lehre.

## Yin und Yang

Wer sich mit Makrobiotik beschäftigt, kommt an den Begriffen Yin und Yang nicht vorbei. Das trifft insbesondere auf Anfänger zu, die sich allzu schnell durch diese Wörter abschrecken lassen. Dabei ist die fernöstliche Denkweise von jedem leicht nachzuvollziehen.

**Ausdehnung und Zusammenziehung**

Wenn wir die Abläufe in der Natur betrachten, können wir bald feststellen, daß sie einem ständigen Rhythmus unterworfen sind. Die Nacht folgt dem Tag und dem Tag die Nacht; dem Winter folgt der Sommer und dem Sommer der Winter. Einer kalten und trüben Zeit folgt eine warme und sonnige. Aus diesen Beobachtungen entwickelte sich in vielen alten Kulturen ein tiefes Verständnis für die natürliche Ordnung. Die Menschen erkannten verschiedene Gesetzmäßigkeiten in den Bewegungen der Natur: die Chinesen z. B. leiteten ein einfaches Prinzip zur Beschreibung entgegengesetzter Energietendenzen ab, das sie Yin und Yang nannten, dabei ist Yin der sich ausdehnende und Yang der sich zusammenziehende Teil. Beides ist nicht voneinander zu trennen, wie das Symbol

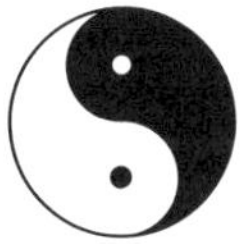

verdeutlicht. Dies gilt für Menschen wie für Tiere, für Pflanzen wie für alle anderen Erscheinungen. Kälte (yin) beispielsweise bewirkt eine Yang-Reaktion des Körpers: Er zieht sich zusammen und verkrampft sich, während andererseits die Wärme der Sonne oder eines Ofens (yang) das Gegenteil bewirken, nämlich daß der Körper sich öffnet, ausdehnt und entspannt, damit eine Yin-Reaktion zeigt.

Das Zusammenspiel dieser Energietendenzen bestimmt das ganze Universum, und die Einsicht in seine Eigenschaften und Bewegungen ermöglicht es uns, die ewigen Veränderungen besser zu begreifen. Diese Erkenntnis befähigt uns außerdem, unseren Gesundheitszustand und unsere persönliche Lebensführung positiv zu beeinflussen. Wem nach diesen Ausführungen das Begriffspaar Yin und Yang immer noch zu fremd oder gar exotisch vorkommt, kann sich statt dessen die Ausdrücke »Ausdehnung und Zusammenziehung« zu eigen machen. Es war das Verdienst des Japaners George Ohsawa, daß er das Verständnis dieser beiden Energietendenzen speziell auf die Nahrung bezog. In seiner Einteilung von Nahrungsmitteln in Yin und Yang beweist er auch ihre unterschiedlichen Wirkungen. Ein Überschuß von Yang bedeutet, daß das Nahrungsmittel yang oder zusammenziehend wirkt. Wer mehr yin oder ausdehnend ißt, erlebt den ausdehnenden Einfluß. Durch die Lehre der Makrobiotik lernen wir auch, welche Nahrungsmittel extrem und welche mäßig yin und yang sind. So können wir die Extreme meiden und das Ausgewogene betonen. Wir lernen die vielen Möglichkeiten, unser Essen zusammenzustellen, um ein inneres Gleichgewicht, körperliche und geistige Harmonie zu erreichen. Das Verständnis dieser energetischen Bewegungstendenzen verschafft uns auch einen Einblick in andere Lebensvorgänge: in unsere Gedanken, in körperliche Tätigkeiten und in die Atmung. Wir denken »offen« oder »engstirnig«, unser Körper ist entspannt oder verkrampft, beim Einatmen dehnen sich die Atmungsorgane aus, beim Ausatmen ziehen sie sich zusammen. Yin und Yang wechseln sich ständig ab und durchdringen einander. Sind wir einmal im Alltag aus dem Gleichgewicht geraten, können wir die Situation besser bewältigen, wenn wir die Yin-Yang-Beziehung bedenken. Dann können wir angemessener und sicherer handeln, um uns wieder in Harmonie zu bringen.

**Yin und Yang in der Ernährung**

Die Natur ändert sich ständig, alles ist in Bewegung. Will der Mensch im Einklang mit der Natur leben, muß er bereit und fähig sein, sich ebenfalls zu verändern. Die Gegenpole Yin und Yang offenbaren die Bewegung von Energie, die hinter dieser ewigen Veränderung steckt. Die Makrobiotik ermöglicht eine ganzheitliche Erfassung der Einheit des Lebens.

## Allgemeiner Überblick zu Yin und Yang

**Einteilung der Nahrungsmittel**

| **Essen** | **Trinken** |
| --- | --- |
| *extrem yin* | |
| Chemisch behandelte Nahrung | Kaffee |
| | schwarzer Tee |
| Zucker | Alkohol: Branntwein, Wein, Bier |
| Honig | |
| scharfe Gewürze | Milch |
| herkömmlicher Essig | |
| Hefe | |
| tropische Früchte | |
| Molkereiprodukte: Joghurt, Kefir, Quark, Weichkäse | |
| Tomaten | Kräutertee (stimulierend, aromatisch) |
| Kartoffeln | |
| Paprika | |
| Spargel | |
| *ausgewogen yin* | |
| Ingwer | Bio-Sake (Reiswein) |
| Senf | Bio-Bier |
| Meerrettich | einheimischer Obstsaft |
| natürlicher Reisessig | Kräutertee |

**Einteilung der Nahrungsmittel**

| Essen | Trinken |
|---|---|
| *ausgewogen yin* | |
| Amasake | Bio-Grüner Tee |
| Reismalz | |
| Gerstenmalz | |
| Pflanzenöle | |
| einheimisches Obst | |
| Kräuter | |
| Nüsse, Nußmus | |
| *Mitte* | |
| Kerne, Samen | Brunnenwasser |
| Gemüse | Quellwasser |
| Meeresalgen | Bancha-Tee |
| Hülsenfrüchte | Getreidekaffee |
| Getreide | |
| *ausgewogen yang* | |
| Shoyu, Tamari, Miso | Löwenzahnkaffee |
| Fisch mit weißem Fleisch | Mu-Tee |
| Fisch mit rotem Fleisch | |
| *extrem yang* | |
| salziger Schnittkäse | Ginseng-Tee |
| Wild | |
| Fleisch | |
| Geflügel | |
| Eier | |
| Meersalz, Kochsalz | |

## Wie erkennt man Yin und Yang in den Nahrungsmitteln?

**Yin- und Yang-Eigenschaften**

| *yin* | *yang* |
|---|---|
| ausdehnende Energietendenz, erzeugt folgende Eigenschaften bei Pflanzen: | zusammenziehende Energietendenz, erzeugt folgende Eigenschaften bei Pflanzen: |
| • größer | • kleiner |
| • weicher | • härter |
| • lockerer | • dichter |
| • leichter | • schwerer |
| • wasserhaltiger | • trockener |
| • länglicher | • rundlicher |
| • schneller und nach oben wachsend | • langsamer und nach unten wachsend |
| • kürzer lagerfähig | • länger lagerfähig |
| • mehr ölhaltig | • weniger ölhaltig |
| • eher kalium- als natriumhaltig | • eher natrium- als kaliumhaltig |
| • gedeiht eher im wärmeren Klima | • gedeiht eher im kühleren Klima |
| • Geschmack: süß, sauer, scharf | • Geschmack: salzig, bitter |

## Weitere Beispiele von yin und yang

| | |
|---|---|
| • kühler | • wärmer |
| • dunkler | • heller |
| • passiver | • aktiver |
| • sanfter | • aggressiver |
| | |
| • geistig | • körperlich |
| • pflanzlich | • tierisch |

mehr yang ←——— MITTE ———→

**Fisch**
Dorsch
Seelachs
Heilbutt
Wittling
Schell-fisch
Hering
Makrele
Sardinen
Lachs
und andere

**Getreide**
Naturreis
Gerste
Hirse
Hafer
Mais
Weizen
– Couscous
– Bulghur
Dinkel
Roggen
Buchweizen
Süßer Reis
Amaranth
Quinoa

**Hülsenfrüchte**
Azuki
Kichererbsen
Linsen
Schwarze Sojabohnen
Bohnen aller Art
Splittererbsen

**Andere Eiweißprodukte**
Tofu
Tempeh
Seitan
Natto
Fu

**Wurzelgemüse**
Möhren/Karotten
Zwiebel
Rettich (weiß, rot, schwarz)
Radieschen
Klettenwurzel
Steckrübe
Rüben aller Art
Petersilienwurzel
Schwarzwurzel
Sellerieknolle
Pastinake
Löwenzahnwurzel
Lotuswurzel
und andere

**Meeresalgen**
Arame
Wakame
Kombu
Nori
Iziki
Dulse
Agar-Agar

**Blattgemüse**
Lauch/Porree
Grünkohl
Petersilie
Brunnenkresse
Grünes Blatt von
– Radieschen
– Rettich
– Möhren
– Löwenzahn
– Rüben
und andere

**Andere Gemüse**
Brokkoli
Weißkohl
Wirsingkohl
Blumenkohl
Kürbis (kleine, feste Art)
Chinakohl
Rosenkohl
Frühlingszwiebel
Schnittlauch
Kohlrabi
Spitzkohl
Salate aller Art
Sprossen aller Art
Gurke
Grüne Bohnen
Grüne Erbsen
Pilze/Shitake
Stangensellerie
Topinambur
und andere

**Gewürze**
Meersalz
Miso
Shoyu/Tamari (Sojasauce)
Salzpflaume (Umeboshi)
Sesamsalz (Gomasio)
Algen-Sesam
Umeboshi-Essig
Kuzu

mehr yin

**Samen/Kerne**
Kürbis
Sesam
Sonnenblumen
Sesammus
(Tahin)

**Nüsse**
Mandeln
Walnüsse
Haselnüsse
Erdnüsse
Nußmus

**Fette**
Sesamöl
Maiskeimöl
Olivenöl

**Obst/Trockenfrüchte**
Beeren aller Art
Äpfel
Aprikosen
Birnen
Kirschen
Melonen
Pfirsiche
Pflaumen
Rosinen
Trauben
Wassermelone

**Süßmittel**
Reismalz
Gerstenmalz
Maismalz
Eßkastanien
Obstdicksaft
Obstsaft
Ahornsirup
(gelegentlich)

**Gewürze**
Meerrettich
Senf
Ingwer
Shiso-Blätter
Reis-Essig
Mirin
Knoblauch

Das Zusammenspiel und das erstrebenswerte Gleichgewicht zwischen Yin und Yang mag am Anfang schwierig zu durchschauen sein, aber wer es erst einmal verstanden hat, kann die eigene Gesundheit und sein Lebensglück sehr wirksam beeinflussen.

Yin und Yang sind nichts Absolutes und bekommen erst im Zusammenhang ihre eigentliche Bedeutung. Vergleichen wir einmal Getreide, Gemüse und Obst:

**Körner, Obst und Gemüse**

Körner sind kleiner, kompakter und trockener als das größere und wäßrige Gemüse, also mehr yang. Die meisten Gemüse (z. B. Wurzeln, Rüben und Kohl) sind fester und trockener, also mehr yang als das weichere Obst, das außerdem auch süßlicher schmeckt. Unter den Getreidearten können wir zwischen der mehr yang-betonten Hirse (kleiner) und dem mehr yin-betonten Mais (ausgedehnter, größer) unterscheiden. Beim Gemüse können wir feststellen, daß die Möhre fest und haltbar ist und nach unten wächst, alles yang-Qualitäten, während der Kopfsalat locker und leicht verderblich ist und nach oben wächst, alles yin-betonte Eigenschaften. Noch extremer fällt der Vergleich zwischen der Löwenzahnwurzel und dem Pilz aus. Die Wurzel wächst noch tiefer als die Möhre nach unten, schmeckt zudem noch bitter (yang) und stellt dadurch eine noch stärker betonte Yang-Form dar. Der Pilz verkörpert durch seine lockere Beschaffenheit eine gesteigerte Yin-Qualität gegenüber dem Kopfsalat. Das schnelle Wachstum des Pilzes steht in klarem Gegensatz zur langsam wachsenden Löwenzahnwurzel. Nach energetischem Verständnis ist tierische Nahrung mehr yang als pflanzliche. Das Tier frißt Pflanzen, die sich durch die Verdauung über die Neubildung von Blut und Zellgewebe allmählich in Fleisch verwandeln. Deshalb leuchtet ein, daß das verdichtete, vergleichsweise feste Fleisch mehr Yang-Energietendenz als die ursprünglichen Pflanzen besitzt. In der Makrobiotik gilt Fleisch sogar als extrem yang. Im Gesamtzusammenhang erweist sich Getreide als besonders

**Pilze und Pflanzen**

ausgewogen: mehr yin als das »Tierische« auf der einen Seite und, verglichen mit Gemüse und insbesondere mit Obst, mehr yang auf der anderen Seite.

**Getreide**

Getreide war durch die Jahrtausende das Hauptnahrungsmittel der Menschen, es sollte heute noch so sein. Denn mit dem Getreide als Schwerpunkt der Ernährung behält der Mensch ein weitgehend stabiles Gleichgewicht im alltäglichen »Auf und Ab«. Wer verhältnismäßig viel Getreide ißt, gerät in einen leichten Yang-Überschuß, der sich aber durch Gemüse, eventuell auch Obst ausgleichen läßt. Wenn Fleisch, Käse und Eier zur Hauptnahrung werden, entsteht eine extreme Yang-Schwingung, ein Ausgleich mit dem mäßig yin-betonten Gemüse ist dann nicht mehr möglich. In einem solchen Fall greift der Mensch zum »Extrem-Yin« wie Alkohol und Zucker. Bei solchen »geballten Ladungen« von extremen Nahrungsmitteln fällt es dem Körper schwer, ein richtiges Gleichgewicht einzuhalten.

Die heute übliche Nahrung führt über Jahre hin zu dauerhaftem Ungleichgewicht im Körper, das sich konsequenterweise zu Gesundheitsstörungen entwickeln kann. Deshalb sollten die Nahrungsmittel, die mäßig yin- und yang-betont sind, bevorzugt und allzuviel vom Extremen gemieden werden. Durch überwiegend stark yang-geprägte Nahrung entsteht langsam eine innere Verspannung, weil der Körper sich energetisch zusammenzieht. Das kann auf die Dauer zu Reizbarkeit führen oder zumindest zur Neigung, das Leben zu schwer zu nehmen. Wenn die yin-betonte Nahrung zu stark überwiegt, neigt der Mensch allmählich zu Yin-Eigenschaften wie zerstreute Gedanken, Konzentrationsschwierigkeiten und Gedächtnisschwäche. Im Gesicht äußert sich ein extremer Yin-Überschuß als Ausdehnung der Blutgefäße, z. B. in Form von Rötung und aufgedunsenem Bindegewebe. Das Kinn wie auch die Haut zwischen den Augen und Augenbrauen hängt schlaff herunter. Ein Yang-Überschuß zeigt sich im

**Gesundheitsstörungen durch Übergewicht**

Gesicht u. a. durch stark vergrößerte senkrechte Falten auf der Stirn oder durch schmale verspannte Mundzüge. Viele Leute spiegeln die Eigenschaften vom Yin- und Yang-Extrem gleichzeitig wider, weil dies ihrer Ernährung entspricht. Ein bedeutender Teil des täglichen Speiseplans besteht dabei ohne Zweifel einerseits aus Fleisch, Käse, Geflügel und Eiern (extrem-yang) und andererseits aus Zucker, Schokolade, Alkohol, starken Gewürzen, Kaffee und schwarzem Tee (extrem-yin).

**»Extreme« Nahrungsmittel**

Wer die Bezeichnung Yin und Yang kennt, hat also eine einzigartige Gelegenheit, durch bewußte Veränderung seiner Nahrungsauswahl für einen Ausgleich seines Zustandes zu sorgen. Intuitiv und unbewußt strebt die menschliche Natur schon nach einem Gleichgewicht zwischen dem »Zusammenziehenden« und dem »Ausdehnenden«. Ein Blick auf das bunte Treiben eines Volksfestes kann das verdeutlichen. Der Hauptgenuß dabei, das Bier, besteht im wesentlichen aus Wasser, das die Körperzellen ausdehnt (yin), ferner aus Kohlensäure (yin: lauter hohle Blasen) und schließlich aus Alkohol, der u. a. die Gefäße öffnet (yin). Das bestätigt das entspannte und erweiterte Kopfgefühl beim Alkoholgenuß. Die erste Maß löschte mehr als ausreichend den anfänglichen Durst (Yang-Zustand). Die harte, trockene, salzige (alles Yang-Eigenschaften) Brezel sorgt dafür, daß die zweite Maß auch schmeckt, während Yin-Genüsse wie Eis und Schokolade schlecht dazu passen würden. Nichts wirkt so kräftig zusammenziehend wie Salz (yang). Eine blutende Wunde zieht sich zusammen, wenn sie in Kontakt mit Salz kommt. Wenn man Salz auf die Zunge streut, zieht sie sich förmlich zusammen und bestätigt, wie yang diese Substanz ist. Mit dem Salz stellt sich also wieder der ursprüngliche Durst ein, und so gehören trockene Salzbrezel, salzige Nüsse und Schinkenbrote oder Würstchen zum vertrauten Bild von jedem Volksfest.

**Das Bedürfnis nach Ausgleich**

Hier sorgt also die Wechselwirkung von Yin und Yang

für den anhaltenden Spaß am Bier. Wer die Ausschweifung übertreibt, merkt natürlich am nächsten Morgen, daß das Yin doch überwiegt, denn der »dicke Kopf« meldet den ausgedehnten Zustand der Gehirnzellen. Wer mit Yin und Yang »spielen kann«, sorgt vor: Noch vor dem Schlafengehen nimmt er eine fermentierte Salzpflaume (Umeboshi) mit Naturtee zu sich. Sie hat eine intensive und ausgleichende Yang-Wirkung, und die lindert die unangenehmen Folgen des Alkoholgenusses.

**Alkohol**

Interessanterweise erzählen die meisten Leute nach der Umstellung auf Makrobiotik, daß sie deutlich weniger Alkohol vertragen. Alkohol gilt als Yin-Gegengewicht zum schweren Yang-Überschuß durch tierische Nahrung (Fleisch, Wurst, Geflügel, Käse und Eier). Wenn das Extrem-Yang wegfällt, nimmt auch das Interesse am Extrem-Yin ab. Bier, aus Getreide (meistens Gerste) gebraut, ist weniger yin als Wein (aus Trauben). Ein Glas Bier paßt aber durchaus zu einer Fischmahlzeit (weniger yang als Fleisch).

Wer ein Auge dafür hat, sieht überall Beispiele für die unbewußte menschliche Sehnsucht nach einem Ausgleich. Zum Frühstück gibt es ein gekochtes Ei, Wurstbrötchen (yang), Orangensaft und Kaffee (yin). Der Leitgedanke von der Ausgewogenheit von Yin und Yang macht die Makrobiotik unter den Kostalternativen einzigartig.

Das Pendeln zwischen Yin und Yang hat noch eine weitere Folge, denn sowohl Zucker und Fleisch wie auch Eier und Auszugsmehl wirken extrem säurebildend auf das menschliche Blut. Wichtig für die Blutqualität ebenso wie für das allgemeine Wohlergehen des Menschen ist jedoch eine Ausgeglichenheit zwischen Säuren und Basen. Ernährungsbewußte Menschen versuchen dieses für viele etwas schwerverständliche Gleichgewicht in die Planung ihrer Mahlzeiten mit einzubeziehen. Wer seine Nahrung jedoch sowieso nach makrobiotischen Prinzipien zusammenstellt, wird in dieser Beziehung keine Probleme haben.

**Säuren und Basen im Blut**

Das Verhältnis von Säuren und Basen wird durch den sogenannten pH-Wert ausgedrückt, der anzeigt, wann eine Flüssigkeit neutral (pH-Wert =7,0), säuerlich (pH-Wert < 7,0) oder basisch (pH-Wert > 7,0) ist. Im gesunden Zustand hat das Blut einen pH-Wert zwischen 7,3 und 7,45, es ist also leicht basisch. Der pH-Wert im Körper darf nur leicht schwanken. Fällt er unter 6,95 oder steigt er über 7,7, führt beides zum sofortigen Tod.

Die Beschaffenheit des Blutes wird natürlich von den Nahrungsmitteln, die wir zu uns nehmen, beeinflußt. Während des Stoffwechselprozesses werden laufend Säuren produziert. Der Zustand des Blutes bleibt jedoch ständig annähernd gleich, da die Säuren durch sogenannte »Puffer«, das sind Mineralstoffe, wie z.B. Calcium, Natrium, Magnesium, Kalium, Eisen usw., neutralisiert werden. Unsere Zivilisationskost besteht aber überwiegend aus Nahrungsmitteln, die einen extrem sauren Zustand hervorrufen. Um das ausgleichen zu können, werden oft mehr Mineralstoffe gebraucht, als vorhanden sind. Sie müssen dann vom Körper aus der Knochensubstanz geholt werden, was auf Dauer zu einer Schädigung der Knochensubstanz führen kann. Wir können die Folgen einer Übersäuerung des Blutes gar nicht ernst genug nehmen, denn viele andere gesundheitliche Störungen können dadurch auftreten. Außerdem kann eine Übersäuerung auch Einfluß auf unsere Stimmung nehmen. Wir werden »sauer« oder reizbar.

**Ausgewogene Mischkost**

Trotzdem braucht man sich bei einer sinnvoll ausgewogenen makrobiotischen Mischkost um das Gleichgewicht zwischen Säuren und Basen keine Sorgen zu machen. Denn selbst das im Blut leicht sauer wirkende Getreide (mit Ausnahme von Hirse) kann schon im Mund bei gründlichem Kauen durch den basenbildenden Speichel nahezu vollständig ausgeglichen werden. Hinzu kommen noch andere basisch wirkende Nahrungsmittel wie vor allem Gemüse, aber auch Miso, Tamari, Shoyu, Umeboshipflaumen, Tekka, Sesamsalz (Gomasio) und ein Großteil des einheimischen Obstes.

Wer also die Extreme meidet, sozusagen nach dem Yin-Yang-Kompaß lebt, der wird sich immer weniger Sorgen um seine gesundheitliche Basis zu machen brauchen.

**Natürliches Gespür**

Diese ausführliche Behandlung des Themas soll dem Leser ein Instrumentarium zum richtigen Verständnis vieler Ernährungsfragen an die Hand geben. Es ist auf keinen Fall so, daß ein Makrobiot bei jedem Essen seine Nahrung analysiert und auseinanderrechnet. Wer die grundsätzlichen Richtlinien im allgemeinen einhält, pendelt sich ohnehin langsam auf ein ausgewogenes Verhältnis zwischen den beiden Energietendenzen ein. Vielleicht wird sich der Anfänger zunächst intensiv mit diesen neuen Begriffen abmühen, aber er braucht kein Experte zu sein, um die richtige Nahrung für sich herauszufinden. Mit der Umstellung auf makrobiotische Kost entwickelt sich allmählich ein feines Gespür, das sanft und unmißverständlich mitteilt, ob etwas mehr Yin oder Yang gebraucht wird. Zum größten Teil erweist sich die Nahrung für alle als ziemlich gleich, so daß Unterschiede bei den verschiedenen Menschen nur einen geringen Teil des Ganzen ausmachen. Es ist im Geist der Makrobiotik gehandelt, mit Yin und Yang spielerisch umzugehen. Ißt der Makrobiot ein deftiges Stück Fleisch (yang) oder einen Brocken Schokolade (yin), so stellt sich häufig ein unangenehmes Gefühl, ja starkes Unbehagen ein, im extremen Fall sogar ein Brechreiz.

**»Biologische Weisheit«**

Außenstehende mögen dieses Signal des Körpers als Einbildung abtun, es ist dennoch ein unübersehbares Faktum. Die Makrobiotik sieht in dieser Reaktion einen Ausdruck »biologischer Weisheit«. Makrobiotik ist nicht bloß Theorie, sondern erweist sich als eine überzeugende Erfahrung, wie extreme Nahrung im Körper und Geist wirkt. Durch kleine Abweichungen von seiner Ernährung verliert der Mensch nicht sofort sein inneres Gleichgewicht.

Er fühlt sich im Grunde wohl, auch dann, wenn er einmal die makrobiotische Mittellinie geringfügig verläßt und gegen makrobiotische Diätempfehlungen »verstößt«. Auf die Dauer findet jeder sein eigenes Gleichgewicht durch Selbstbeobachtung und die Ratschläge von erfahrenen Makrobioten.

## Yin und Yang in der Sexualität

Die Ernährungsweise ist nicht unerheblich in ihrer Bedeutung für die Sexualität. In der erotischen Literatur findet man oft die Schilderungen von Tafelfreuden, bevor es zur sexuellen Begegnung kommt, wobei deutlich wird, daß in diesem Zusammenhang eine Steigerung der Gefühle erwartet wird. Im Gegensatz dazu stünden die Versagenserlebnisse des alkoholisierten Mannes.

Tatsächlich finden wir in der Sexualität die Herrschaft von Yin- und Yang-Energie wieder.

**Spannung zwischen Gegenpolen**

Sosehr der Mensch sich auch von der Natur isoliert hat, so bleibt die Sexualität immer noch der Bereich unmittelbarer Begegnung mit der Natur. Im zwischenmenschlichen Bereich wie in der Liebe und in der Sexualität spielt die Spannung zwischen zwei Gegenpolen eine entscheidende Rolle.

Wie bei der Ernährung kann man das Prinzip von Yin und Yang auf dieses Gebiet anwenden. Das männliche Element verkörpert die Yang- und das weibliche die Yin-Seite. Aus energetischer Sicht überwiegt beim Mann die Yang-, bei der Frau die Yin-Energie. Beide fühlen sich voneinander angezogen. Die sexuelle Vereinigung intensiviert bei einer gelungenen Liebesbeziehung die Polaritätsspannung und steigert sich bis zum Höhepunkt dieses Energieaustauschs, dem Orgasmus, bei dem die Entspannung zwischen Yin und Yang eintritt. Danach baut sich die ursprüngliche Yang- bzw. Yin-Energie bei Mann und Frau langsam wieder auf, so daß die sexuelle Anziehung wieder wächst und damit auch das sexuelle Bedürfnis.

Die Polarität zwischen Mann und Frau wird vielleicht noch deutlicher bei einer Betrachtung von extrem männlichen und weiblichen Charaktereigenschaften. Der besonders »männliche« Mann ist sehr dominant, herrschsüchtig, aggressiv, ist also eindeutig yang. Eine stark »unterdrückte« Frau dagegen, die sehr passiv, übertrieben duldsam, interessen- und meinungslos ist, gilt als gänzlich yin.

**Extreme Pole**

Auch am Beispiel der Geschlechtsorgane zeigt sich das entgegengesetzte Verhältnis zwischen Mann und Frau. Der Penis ist eher fest und eindringend (yang), die Vagina eher weich und empfangend (yin). Das Sexualverhalten der beiden Geschlechter gibt ein weiteres Beispiel. Der Mann neigt im allgemeinen zu einer aggressiveren und aktiveren Haltung, während sich die Frau verhältnismäßig sanft benimmt. Die Vergewaltigung des Mannes durch eine Frau ist eher eine Seltenheit. Der Mann hat ein aktiveres und kräftigeres Bedürfnis nach sexueller Befriedigung und findet sie sogar bei Prostituierten und in der Pornographie.

Die Betrachtungsweise mit Yin und Yang vermittelt uns also wichtige Erkenntnisse über die Sexualität, die wir zusammen mit dem Verständnis von Ernährung und Lebensweise zu einem ganzheitlichen Bild vereinen können. Jeder Mensch beeinflußt durch die tägliche Nahrung seine sexuelle Energie. Der ursprünglich yang-geladene Mann unterstützt seinen yang-geprägten Geschlechtstrieb durch eine ausgewogene Kost, die leicht in Richtung yang steuert, wie etwas mehr Fisch, Getreide (besonders Buchweizen), salzigen Geschmack, Wurzelgemüse (besonders länger gekocht oder gebacken) und vor allem weniger süße Speisen (Nachtisch) als die Frau.

**Ernährung und sexuelle Energie**

Extrem yang-betonte Nahrungsmittel können auf die Dauer nicht ausgewogen yang wirken, weil sie das Bedürfnis nach einem Ausgleich mit Extrem-Yin hervorrufen

**Starke Schwingungen vermeiden**

und somit zu einer pendelartigen starken Schwingung zwischen den beiden Polen führen. Zur Kräftigung der männlichen Kraft gehört auf jeden Fall das Vermeiden von extremer Yin-Nahrung und Getränken. Die täglichen Selbstverständlichkeiten wie Schokolade, Kaffee, Milch, Bananen, Alkohol, Eis und gesüßter Fruchtjoghurt weisen einen starken Yin-Anteil auf und können die Yang-Kraft auf die Dauer entscheidend schwächen. Wer sich aktiv körperlich betätigt, kann einen weiteren wichtigen Beitrag zu seiner »Yangisierung« leisten.

Die weibliche sexuelle Energie dagegen ist aus der Sicht von Yin und Yang vielseitiger. Die Frau unterstützt ihr yin-betontes Geschlechtsgefühl, wenn ihre ausgewogene Kost leicht von der Yin-Seite geprägt wird. Sie nimmt etwas mehr Gemüse, vor allem grünes und Blattgemüse, gern kurz gedünstet oder gedämpft, milchsaure Gemüse (Sauerkraut), Rohkost, Obst und Süßes zu sich und ist besonders mit Salz und nichtpflanzlicher Kost zurückhaltend. Das bedeutet nicht, daß die Frau stärker yangbetonte Nahrung vermeiden sollte, sondern einfach, daß ihr Gleichgewicht mehr zur Yin-Nahrung hin tendieren wird.

Probleme können sich bei Frauen entwickeln, wenn sie regelmäßig extrem yang-gepolte Nahrung wie Eier, Fleisch, Schnittkäse, Geflügel, sehr Salziges und Hartgebackenes (Kekse) essen.

**Gesundheitliche und sexuelle Störungen**

Das überschüssige Fett setzt sich u. a. in und um die weiblichen Geschlechtsorgane ab und behindert dadurch den Energiefluß. Die zusammenziehende Wirkung des Extrem-Yang erzeugt außerdem eine entsprechende energetische Verengung im Unterleib. Der weibliche Energiefluß stockt und kann nicht nur zu einer Verringerung der sexuellen Empfindlichkeit, sondern auch zu sich verdichtenden Überschußansammlungen führen, die sich allmählich zu Zysten, Myomen oder Geschwülsten entwickeln können. Nimmt die Frau auch noch künstliche Hormone,

z. B. durch die Pille, zu sich, oder benutzt sie andere Verhütungsmittel, die das innere Gleichgewicht stören, ist die Grundlage für Gesundheitsprobleme im Unterleib geschaffen. Geistig zeigt sich der extreme Yang-Überschuß als Verspannung, Reizbarkeit und in Wutausbrüchen, besonders in Verbindung mit der Menstruation. Aber nicht nur extreme Yang-, sondern auch extreme Yin-Nahrung kann bei den vielen wichtigen Vorgängen in den Geschlechtsorganen der Frau zu Störungen der sexuellen Energie führen. Eis und tropische Früchte zum Beispiel kühlen den Körper ab (yin) und wirken dem intensiven Geschlechtsgefühl sowohl bei Frauen wie auch bei Männern entgegen. Die weibliche sexuelle Energie kann dadurch »frigide« (= kalt) werden. Im allgemeinen kann viel Extrem-Yin zu geistigen Störungen wie chronische Nervosität, Ängstlichkeit und sogar Depression führen. Wieder zeigt sich also: Die tägliche Nahrung beeinflußt Körper *und* Geist.

**Sexuelle Energie**

Das Vorhandensein von sexueller Energie ist nicht unbedingt lebensnotwendig, bei Gesundheitsstörungen neigt der Körper dazu, gerade diese Energie für die Aufrechterhaltung des Gesamtgleichgewichts im Körper »abzuzapfen«. Manche erleben auch bei einer Umstellung auf Makrobiotik, daß die sexuelle Energie vorübergehend abnimmt. Bei Frauen kann die Menstruation unregelmäßig werden oder sogar ausbleiben. Bei solchen Folgen der inneren »Reparatur« sollte der Anfänger nur etwas Geduld zeigen, da nach einiger Zeit die sexuelle Energie zurückkommt, eventuell sogar intensiver als vorher. Häufig machen sich ernsthafte Krankheiten zuerst durch sexuelle Störungen bemerkbar. Wer da nicht hellhörig wird, muß vielleicht später mit noch schwerwiegenderen Problemen rechnen.

2. Kapitel

# Das makrobiotische Verständnis vom gesunden Menschen

## Krankheit und Gesundheit

Jeder hat sich schon einmal den Einschränkungen durch eine Krankheit unterwerfen müssen, hat sie »verflucht« (»dieser verdammte Husten«), oder er hat sanft auf dieses Signal seines Körpers, das anzeigt, daß man »irgendwo zu weit gegangen ist oder etwas verdrängt hat«, gehört und dann die Energie seines Körpers zur Heilung seiner Krankheit verwandt – sei sie nun physischer oder psychischer Art (z. B. Depression) gewesen.

**Krankheit als Zeichen**

Auch die Makrobiotik betrachtet Krankheit als Zeichen, als Herausforderung und Lernmöglichkeit, aber Krankheit kann auch, zumal am Beginn einer makrobiotischen Ernährungsweise, ein Zeichen für die Entschlakkung des Körpers sein, für die Ausscheidung von Giften oder negativen Energien, die vorher den Fluß der Lebensenergie gehemmt haben.

Eine Überdehnung der Achillessehne z. B. »versetzt den Fuß in Ruhelage«, der Kopf verlangt bei geistiger Überbeanspruchung durch unerträgliche Schmerzen Entspannung. Ein kaputter Zahn, vor allem bei jüngeren Menschen, weist meist auf einen Überkonsum von Zucker und Auszugsmehlen hin; bei langer Büroarbeit mit vor allem verspannter Hals- und Rückenmuskulatur fordert der Körper seinen Bewegungsausgleich, oder er setzt Fett an und plagt durch ständige »Wehwehchen«. Einseitig belastende Sportarten können ganze Körperpartien für lange Zeit oder gar den Rest des Lebens still(lahm)legen (Tennisarm, Gelenkbelastung beim Turnen, Folgen schwerer Verletzungen bei Fuß- oder Handball und vieles mehr). Für alle diese Probleme gibt es heute unzählige Heil-, Therapie- oder Selbsterfahrungs-Angebote. Der Markt ist fast übersättigt davon. Im folgenden Kapitel möchte ich nun verdeutlichen, warum die Makrobiotik einmalig unter dieser »Schwemme von Heilmöglichkeiten« ist. Warum sie mit ihrer ganzheitlichen Betrachtungsweise, die vor allem auch die Ernährung als wichtige Grundlage mit einschließt, jedem die »besten Gesundungserfolge« ermöglichen kann. Ich behaupte die »besten Gesundungserfolge« aus folgendem Grund: Wer dieses Buch aufmerksam liest, es versteht und neben der großen Bedeutung der Ernährung auch ein Verständnis für die vielen anderen Aspekte eines »Großen Lebens«, also einer ganzheitlichen Lebensweise entwickelt, der wird jeder Krankheit mit den *eigenen* Kräften begegnen können – wenn er nur rechtzeitig die Zeichen seines Körpers (für) »wahr-nimmt«. Er wird nun mit Hilfe seiner Einsicht in die natürlichen Abläufe in ihm und um ihn herum *selbst* alles zu seiner Gesundung beitragen können.

**Makrobiotik als Heilweise**

## Heilerfolge durch Makrobiotik

Die Makrobiotik bemüht sich, eine möglichst umfassende Darstellung einer natürlichen Lebensweise zu geben, trotzdem interessieren sich die meisten Menschen hauptsächlich dafür, eine »Chance zur Selbstheilung« zu finden. Sie sind vielleicht von der herkömmlichen Medizin, erfolglosen Behandlungen oder den Nebenwirkungen enttäuscht und nun entschlossen, sich selbst zu helfen. Manche Menschen sind von den Ärzten aufgegeben worden

**Selbsterfahrung des Körpers**

und stoßen als »hoffnungslose Fälle« auf die Makrobiotik, aus der sie dann vielleicht neue Hoffnung schöpfen. Möglicherweise lesen sie eindrucksvolle Berichte über makrobiotische Selbstheilungen. Häufig ist von einem »Heilungswunder« die Rede. Doch muß man wirklich an ein Wunder glauben? Ist es nicht vielmehr so, daß der Körper eine erstaunliche Fähigkeit zur Selbsterhaltung besitzt und ständig sein Äußerstes gibt, um ein entstandenes Ungleichgewicht wieder auszugleichen? Der Beitrag der makrobiotischen Lebensweise besteht einfach darin, die Belastungen im Körper zu verringern und die körpereigene Energie zu stärken, damit der Körper sein inneres Gleichgewicht aus eigener Kraft wiederherstellen kann. Solange er aber ständig mit der Verarbeitung von u. a. Fett- und Eiweißüberschüssen oder körperfremden Stoffen wie chemischen Zusätzen in Lebensmitteln und giftigen Rückständen der Landwirtschaft beschäftigt ist, bleibt ihm zu wenig Kraft zur Wiederherstellung seiner Gesundheit übrig.

**Unterstützende Heilkraft**

Ein Mißverständnis von der Makrobiotik kann dadurch entstehen, daß sie als alternative Medizin aufgefaßt wird, während sie eigentlich nur Anregungen für eine natürliche Lebens- und Ernährungsweise geben kann. Ein erfahrener Makrobiot hat also eher eine beratende Funktion und kann oder will keine ärztliche Behandlung ersetzen. Er wird keine Verantwortung für eine Heilung des Kranken übernehmen können, sondern nur durch Ratschläge, eigene Erfahrungen und Erkenntnisse unterstützen. Natürlich liegt es dann bei dem betroffenen Menschen, ob er die guten Ratschläge in die Tat umsetzen kann und will. Ein zentraler Gedanke der makrobiotischen Lebensweise lautet: Nur dadurch, daß wir lernen, die Verantwortung für unser Leben zu übernehmen, können wir die tiefen Ursachen unserer Krankheit und Unzufriedenheit auch bei uns und unserer bisherigen Art zu leben finden.

Durch unzählige Bekanntschaften mit kranken Men-

**Die geistige Haltung**

schen ist mir die entscheidende Rolle der geistigen Einstellung für die Selbstheilungsaussichten klargeworden. Mit mehr Dankbarkeit und Demut dem Leben gegenüber, gesundem Optimismus, einem ausgeprägten Entscheidungsvermögen und einer freundlichen Aufgeschlossenheit verbunden mit gesunder Ernährung und viel Bewegung können wir sehr viel für unsere Genesung tun. Mit Klagen, Vorwürfen und Selbstmitleid hat noch niemand seine Lebensqualität verbessert. Manchen ist diese positive Sicht des Lebens schon selbstverständlich, während andere sie erst entwickeln müssen. Ohne diese geistige Verwandlung kann selbst die beste Nahrung auf die Dauer nicht den entscheidenden Unterschied ausmachen. Das makrobiotische »Wunder« besteht nicht nur aus dem mechanischen Vorgang: »Gesunde Nahrung wandelt sich zu gesundem Blut«, sondern umfaßt jeden Lebensbereich.

Es erscheint mir wichtig, hier die Einheit von Körper und Geist zu betrachten, denn eine körperliche Beschwerde kann auch das Urteilsvermögen beeinträchtigen. Im extremen Fall kann das zu einer Schwächung des intuitiven Selbsterhaltungstriebes führen. Immer wieder fragen schwerkranke Menschen: »Wie lange muß ich diese Kost denn essen?« Sie verkennen die wichtige Bedeutung der Ernährung für ihre Gesundheit. Nun wird die Unterstützung durch die Familie oder durch Freunde besonders wichtig. Mit einer liebevollen Unterstützung wird er nicht so leicht aus dem empfohlenen Rahmen fallen und sich langsam selbst daran halten können.

Für die Makrobiotik ist ein weiterer Aspekt der Selbstheilung die Konstitution des Menschen. Auch sie kann Einfluß darauf haben, ob und wie schnell jemand mit seinen Gesundheitsproblemen fertigwird. Mit »Konstitution« bezeichnet man die ursprüngliche Kraft und Stärke des Menschen. Sie besteht hauptsächlich aus dem Erbgut der Eltern sowie aus der Behandlung und der Ernährung im Mutterleib und in der Kindheit. Haben also beispiels-

**Körperliche Konstitution**

weise die Eltern eine starke Konstitution und bekommt das Kind qualitativ gute Nahrung, dann entwickelt sich eher eine starke Konstitution als bei unausgewogener Kost. Wer ausgewachsen ist, kann seine Konstitution nicht mehr beeinflussen. Einige Anzeichen einer starken Konstitution sind: ein stabiler Knochenbau, ein regelmäßiges, symmetrisches Gesicht, gut entwickelte längere Ohrläppchen und ein kleinerer, schmaler Mund. Erfahrungsgemäß haben ältere Menschen im allgemeinen eine stärkere Konstitution als jüngere, weil sie in ihrer Kindheit keinen Überfluß an Genußmitteln und Naschzeug hatten. Wer also konstitutionell kräftig ist, hat eine größere ursprünglichere Kraft, auf die sein Körper in einer Gesundheitskrise zurückgreifen kann. Eine starke Konstitution begünstigt deutlich die Vorteile, die eine Umstellung auf die Makrobiotik ermöglicht.

**Verhalten als Anfänger**

Wer als Anfänger mit der makrobiotischen Lebensweise Gesundheitsbeschwerden lindern will, sollte sich einen erfahrenen Gesprächspartner suchen. Ohne richtige Anleitung ist es möglich, daß der Anfänger Fehler macht, die eine positive Wende aufhalten können. Am sinnvollsten ist es, Kontakt zu mehreren kundigen Personen zu knüpfen, denn viele haben unterschiedliche Erfahrungen gemacht oder sich andere Erkenntnisse angeeignet. Der Anfänger sollte in jedem Fall zuerst lernen, auf seinen Körper zu hören und dabei seine eigenen Erfahrungen sammeln. Gute Ratschläge sollten auf gesundem Menschenverstand basieren.

Die Makrobiotik ist keine Lehre, die für jede Lebenssituation vorprogrammierte Lösungen anzubieten hat. Dagegen wird aus der Art der Fragestellung immer wieder deutlich, daß viele Neulinge dazu neigen, die Makrobiotik als ein Dogma aufzufassen. Der Makrobiot will aber nur über seine Erfahrungen und Erkenntnisse berichten und seine Interpretation der makrobiotischen Lebensweise mitteilen. Letzten Endes muß jeder seine eigenen Erfahrungen machen. Kurt Tucholsky schrieb einmal, daß der Mensch zu Hause nur einer von vielen sei, aber im Ausland würde er zum Vertreter seines Landes und sein Verhalten als typisch für sein Land gelten. Ähnlich werden viele angesehen und eingestuft, die sich näher mit der Makrobiotik beschäftigen. Auf einer makrobiotischen Versammlung ist der Makrobiot auch nur einer unter vielen, aber in der allgemeinen Gesellschaft wird er zum Vertreter der Makrobiotik.

**Unterschiedliche Auffassungen**

Dabei gibt es trotz gemeinsamer Grundlagen sehr unterschiedliche Variationen der makrobiotischen Ernährungsweise. Ein Einsteiger in die Makrobiotik sollte sich also nicht verwirren lassen, wenn er Widersprüchliches hört. Jeder kann seine Erfahrungen anders interpretieren. Der eine ißt gern und oft Fritiertes, ein anderer warnt davor. Einer behauptet, der Druckkochtopf sei unerläßlich, der andere meint, daß es auch ganz gut ohne geht. Auf jeden Fall sollten im allgemeinen sehr einengende Richtlinien für die Ernährung nur für eine begrenzte Zeit, etwa ein bis zwei Monate, gelten. Um Fettüberschüsse abzubauen, ist es z. B. vielleicht ratsam, vorübergehend die fettreichen Nahrungsmittel wie Speiseöl und Nüsse stark einzuschränken oder sogar zu streichen. Bei einem Yin-Problem kann es manchmal angebracht sein, Obst, Obstsaft und Rohkost fast oder ganz wegzulassen. Zur Linderung eines Yang-Problems wird eventuell empfohlen, für einige Monate auf hartgebackenes Mehl in Form von Keksen und Plätzchen (das gilt auch für Vollkornwaren), in manchen Fällen sogar auf Brot im Speiseplan ganz zu verzichten.

**Ausgewogene Allgemeinernährung**

Aus makrobiotischer Sicht können manche Beschwerden und Krankheiten aus zu viel extremer Yin-Nahrung, manche aus zu viel extremer Yang-Nahrung und wieder andere aus beiden zugleich entstehen. Es hört sich aber viel komplizierter an, als es in Wirklichkeit ist. Die Mehrzahl der Gesundheitsprobleme läßt sich mit einer ausgewogenen Allgemeinernährung lindern, da genaugenommen beide Extreme bei allen Krankheiten mitwirken. Der Mensch ernährt sich nicht nur extrem yin oder yang, sondern nimmt häufig beides gern zu sich. Einerseits ißt er zuviel yin: Zucker, Bananen, Joghurt, Sahne und Kartoffeln, andererseits zuviel yang: Salziges, Käse, Eier und Fleischwaren. Entscheidend ist zum Schluß, was überwiegt, Yin oder Yang. Da der Mensch bei makrobiotischer Kost die Extreme von beiden Richtungen vermeidet und sich in der »Mitte« hält, kann er seinen Gesundheitszustand auch ohne viel Erfahrung besser ins Gleichgewicht bringen.

**Vorschläge zum Ausprobieren**

Wer jedoch unsicher ist, ob mehr Yin oder Yang zum Speiseplan gehören sollte, kann folgendes ausprobieren. Eine Woche betont er die Yin-Qualität und ißt beispielsweise wenig Getreide (30–40%) und dafür mehr Gemüse (40–50%). Man betont die leichten Blattgemüse und benutzt die leichten Zubereitungsmethoden wie Dämpfen, Dünsten, Blanchieren und Pressen. Rohkost, einheimisches Obst und malzgesüßte Nachspeisen kommen nun auch häufiger vor. Man setzt sein Yin-Experiment mit einer erhöhten Flüssigkeitsmenge, einschließlich warmem Apfelsaft, fort. Während der yin-geprägten Woche beschränkt man die Anwendung der salzigen Zutaten wie der Salzpflaume (Umeboshi) und die Misomenge in der Gemüsesuppe. Außerdem meidet man Fisch. Die körperliche Betätigung sollte sich auf leichte Streckungen und Spaziergänge beschränken. Nach der Woche mit starker Yin-Betonung kann man sein gegenwärtiges Befinden mit dem vorherigen vergleichen und feststellen, ob die Yin- oder Yang-Richtung angemessener wirkt.

Eine anschließende »Yang-Woche« bietet eine optimale Gelegenheit, um den Unterschied zwischen den beiden Richtungen besonders deutlich zu spüren. In dieser Zeit gibt es verhältnismäßig mehr Getreide (50–60%), darunter Vollkornbrot, und weniger Gemüse (20–30%), vor allem gebackenes und als Eintopf zubereitetes Wurzelgemüse. Die yin-geprägten Gerichte, wie gepreßtes Gemüse und Rohkost, entfallen, ebenfalls Obst und Nachtisch. Man trinkt nur, wenn man Durst hat, überwiegend Getreidekaffee, Löwenzahnkaffee und Mu-Tee, und genießt außerdem regelmäßig, aber mäßig, den salzigen Geschmack in Sesamsalz (Gomasio), Tekka und der Umeboshi-Pflaume. Eine Misosuppe soll jetzt ein bißchen salziger als sonst schmecken. Um den Yang-Speiseplan zu vervollständigen, darf zwei- bis dreimal in dieser Woche Fisch gegessen werden. Während dieser Periode sind häufige körperliche Betätigungen angebracht.

**Das Körpergefühl als Gradmesser**

Ein Vergleich zwischen dem jetzigen Körpergefühl und dem vorherigen kann nun als deutlicher Wegweiser im makrobiotischen Neuland dienen, denn jetzt ist es ganz deutlich, welche Ausrichtung und Betonung der Nahrung die sinnvollste ist. Kann jemand sich jetzt immer noch nicht entscheiden, ist für ihn wahrscheinlich der goldene Mittelweg mit einem ausgewogenen Anteil von Yin oder Yang angemessen.

Mit solchen Kenntnissen kann man gezielter als bisher gegen seine Beschwerden oder Krankheiten vorgehen. Und damit ist schon ein Schritt auf dem Wege zur Selbstheilung getan. Mit zunehmender Vitalität neigt der Mensch dazu, sich immer weniger mit seinem eigenen Gesundheitszustand zu beschäftigen und sich immer mehr seinen Mitmenschen und seiner Umwelt zuzuwenden. Das ist der wahre Sinn der makrobiotischen Lebensweise, wenn die Gesundheit als Mittel zur persönlichen Verwandlung und Weiterentwicklung genutzt wird und letzten Endes zu mehr sinnvollem Engagement für eine bessere Welt führt.

## Übersicht über einige Yin-Symptome

**Körperliche und geistige Yin-Symptome**

| *körperlich* | *geistig* |
|---|---|
| Aufquellung | unentschieden |
| Errötung | passiv |
| Seufzen | nervös |
| Niesen | zerstreut |
| Schnarchen | schüchtern |
| langsame Bewegungen | konzentrationsschwach |
| kalte Hände und Füße | schlechtes Gedächtnis |
| niedriger Blutdruck | besorgt (neigt dazu) |
| Neigung zu blauen Flecken | leicht verletzbar |
| Neigung zu Nasenbluten | selbstmitleidend |
| Neigung zu Krämpfen | ängstlich |
| häufiges Wasserlassen | pessimistisch |
| Kopfschmerzen: vorne nach außen | zurückgezogen |
| Hautproblem: oberer Körperteil, Kopf | |
| Durchfall (meistens yin) | |
| erhöhter Blutzucker | |
| männliche Potenzstörung | |
| unregelmäßiger Herzschlag | |
| längerer Menstruationszyklus | *Yin-Krebsarten* |
| Zittern | |
| Asthma, Heuschnupfen | Blut (Leukämie) |
| Allergie | Brust (links) |
| Krampfadern | Gehirn (Außenteil) |
| Inkontinenz | Hals |
| Epilepsie | Haut |
| grüner Star | Lymphom |
| Netzhautablösung | Mund |

## Übersicht über einige Yang-Symptome

**Körperliche und geistige Yang-Symptome**

| *körperlich* | *geistig* |
|---|---|
| trockene Haut | stur |
| gelbliche Haut | aggressiv |
| schnelle Bewegungen | reizbar |
| Verhärtung | verbissen |
| Verengung | ungeduldig |
| Niedrigblutzucker | rüde |
| Zähneknirschen | zornig |
| hat es schwer, Wasser zu lassen | rechthaberisch |
| Fieber | herrschsüchtig |
| übertriebener Geschlechtstrieb | streitsüchtig |
| Probleme mit den weiblichen Geschlechtsorganen (meist yang) | Leistungszwang |
| kürzerer Menstruationszyklus | |

**Krebsarten**

*Yang-Krebsarten*

absteigender Dickdarm
Bauchspeicheldrüse
Eierstöcke
Gehirn (innerer Teil)
Hoden
Knochen
Mastdarm
Prostata
Scheide

Sonstige Beschwerden und Krankheiten können entweder Yin- oder Yang-Ursachen haben, oder auch eine Mischung von beiden.

*Yin- und Yang-Krebsarten*

| | |
|---|---|
| aufsteigender und Querdickdarm | Leber |
| Blase | Lunge |
| Brust (rechts) | Melanom |
| Dünndarm | Niere |
| Gebärmutter | Zunge |

## Wahrnehmung und Intuition

Zur Ruhe kommen können – jeden Tag nur für ein paar Minuten, um neue Kräfte zu sammeln – wer hat das nicht nötig? Intuitiv richtig handeln können, spontan wissen, was gut oder schlecht, gesund oder ungesund ist – wer sehnt sich nicht danach?

**Ständiger Energieaustausch**

Der ganze Tag ist angefüllt mit unendlich vielen Ereignissen und Eindrücken, wie kleine Stromstöße wirken sie andauernd auf unseren Körper ein, der ständig Energie aufnimmt und abgibt. Alles, was wir »wahr-nehmen«, beeinflußt unser Empfinden und wirkt sich auf unseren Geist und unseren Körper aus: Schlechte Gedanken verspannen und verkrampfen uns, eine positive, optimistische und aufgeschlossene Haltung läßt uns ent-spannter und lebensfroher werden. Ein Lachen kann »wahre Wunder« bewirken. Eigentlich leicht verständlich, doch warum hemmen so viele Menschen ihre persönliche Entwicklung trotzdem durch Klagen, Aggressionen, Selbstmitleid oder übertriebenen Pessimismus? Warum können Parolen wie »No-Future« – »Keine Zukunft« – aufkommen? Warum entsteht aus der mangelnden Einsicht in die natürliche *Ein*-heit aller Erscheinungsformen und Vorgänge so viel Ver-*zwei*-flung? Eine Antwort können wir vielleicht finden, wenn wir uns verdeutlichen, wie wir unsere Umwelt »wahr-nehmen«: Unsere Wahr-nehmung läuft hauptsächlich über die fünf Sinnesorgane. Sie erschließen uns den Sinn des Lebens, sie geben uns das Gefühl dafür, was sinnvoll und was sinnlos ist. Doch gerade diese fünf Sinnesorgane verkümmern immer mehr, besonders in der Generation der »No-Future«-Parolen. Kaum jemand kommt heute noch ohne Brille aus. Discos und Walkmen zerstören systematisch das Gehör der Jugendlichen und verstärken die Isolation des einzelnen. Geruchs- und Geschmackssinn verlieren ebenso ihre Feinheit wie der Tastsinn, der tagtäglich vor allem Künstliches und Unnatürliches spürt.

**Rückkehr zu den Sinnen**

Unsere Erfahrungen lassen uns also immer weniger Verständnis dafür entwickeln, was noch gesund und naturbelassen ist. Besonders intensiv ist dieser Prozeß in den Städten, wo wir fast den ganzen Tag auf Asphalt und Beton verbringen und durch die Luft- und Lärmbelastung fast erdrückt werden. Zurück bleiben u. a. Nervosität, Schlaflosigkeit, Depressionen und Konzentrationsschwäche. Gerade in den Städten haben wir es also besonders nötig, uns einen Ausgleich zu Streß und Hektik zu verschaffen.

Früher war es einfach ein Waldspaziergang, der den nötigen Ausgleich brachte. Heute müssen sich die meisten Menschen auf andere Art und Weise innere Ruhe verschaffen. Wer das sinnvoll tun will, sollte auch versuchen, wieder einen Zugang zu seinen Sinnen zu finden. Es reicht, sich jeden Tag, wenigstens ein paar Minuten lang, Zeit zu nehmen, um sich völlig zu entspannen.

Setzen Sie sich einfach 15 Minuten lang bewegungslos gerade und ruhig atmend auf einen Stuhl, und Sie werden sehr schnell die positiven Auswirkungen dieser Ruhepause spüren und dabei auch feststellen, wie viele unnütze

Gedanken und Zweifel den Geist ständig belasten. Vorurteile, unnötige Komplexe und unverarbeitete Erlebnisse der Vergangenheit beeinträchtigen ständig unsere Wahrnehmung. Im Laufe des Lebens bilden wir so einen »Zerrspiegel« der Wirklichkeit, der uns einen verzerrten Eindruck von uns und unserer Umwelt gibt. Nur durch einen konzentrierten regelmäßigen Ausgleich können wir wieder ein klares Bild unserer Möglichkeiten und Bedürfnisse erhalten. Die Folge dieser Klarheit wird ein mehr intuitives Verständnis der natürlichen Vorgänge sein. Je unbelasteter das Nervensystem ist, um so größer werden unsere Möglichkeiten, die unterschwelligen Impulse unserer Intuition zu empfangen. Jeder kennt das ungute Gefühl, wenn er einen Fehler gemacht hat, den er bei ausreichendem Vertrauen auf seine Intuition hätte vermeiden können. Logisches und analytisches Denken zerlegt zusätzlich jede Handlung in ihre Bestandteile, und es fällt der inneren Stimme immer schwerer, noch Zusammenhänge zu erkennen und zu begreifen. Die Intuition ist sozusagen die Verbindung mit unserem Ursprung, der Natur. Wer intuitiv handelt, richtet sich also nach den »Spielregeln der Natur« und lernt dadurch bewußter und müheloser zu leben. Ich freue mich immer sehr darüber, wenn Menschen, die schon längere Zeit an ihrer geistigen Entwicklung arbeiten, erkannt haben, daß sie neben dem Geist nicht den Körper vernachlässigen dürfen. Sie fragen mich dann um Rat, und ich kann nur antworten, daß eine der wichtigsten Grundlagen für den Körper und damit auch für den gesunden Menschenverstand eine sinnvolle Ernährung ist. Die Makrobiotik bemüht sich, sowohl die geistige als auch die körperliche Entwicklung des Menschen zu berücksichtigen. Sie ermöglicht durch die ausgewogene natürliche Ernährung eine zusätzliche Verbesserung der Fähigkeit, die unverkennbaren Signale des Körpers und des Geistes intuitiv wahrzunehmen. Deshalb wird bei den makrobiotischen Seminaren oft ein Morgen-

**Intuitiv handeln**

programm angeboten, das meist aus Yoga, Tai Chi, Do-In und anderen Entspannungsübungen besteht. Ziel dieser Übungen ist es, jedem, unabhängig von seiner kulturellen Herkunft, eine ruhige innere Haltung zu ermöglichen, damit er wacher, konzentrierter, kraftvoller und vor allem verantwortungsbewußter einen »Weg der Mitte« gehen kann.

**Körperübungen**

## Atmung

Während Sie dieses Kapitel lesen, atmen Sie unzählige Male ein und aus. Je nachdem in welchem Zustand sich Körper und Geist befinden, atmen Sie schnell oder langsam, flach oder tief. Ihr ganzes Leben verläuft in diesem ständigen Rhythmus Ihrer Atmung.

**Bedeutung der Atmung**

Bei Kraftanstrengungen verstärken wir unsere Atmung, der Schlaf läßt sie ruhig und regelmäßig fließen. Wird dieser Fluß unterbrochen, ist unser Leben zu Ende. Man kann also die Bedeutung der Atmung gar nicht genug betonen. Der gemeinsame Nenner nahezu aller Methoden und Praktiken der alternativen Gesundheitsförderung ist die richtige und konzentrierte Atmung. Das Ziel dabei ist, den Atem »neu« zu entdecken, um dadurch zu mehr Achtsamkeit auch im Alltag zu gelangen, denn der ganze Körper wird durch die Atmung beeinflußt, besonders deutlich wird das an den Abläufen im Gehirn: Das Gehirn lebt nur von Sauerstoff und Blutzucker. Veränderungen in der Sauerstoffzufuhr beeinträchtigen seine Funktionen unmittelbar. Mehr Sauerstoff macht den Menschen munterer, positiver und klarer, während weniger Sauerstoff ihn träger, depressiver und unkonzentrierter werden läßt. Tiefe Atmung beruhigt und entspannt den Geist, während die flache Atmung innere Verspannung erzeugt. Aber nicht nur das Gehirn leidet unter der häufig zu flachen Atmung. Bei Sauerstoffmangel wird die Energieverbrennung im ganzen Körper verringert, was ihn träge und weniger belastbar macht. Im Gegensatz dazu gleicht tiefe Atmung den Mangel an Sauerstoff wieder aus und verstärkt zusätzlich den Ausstoß von Kohlendioxyd. Durch richtiges Atmen kann der Körper Giftstoffe ausscheiden.

**Bewußte Atmung**

Ganz gleich auf welche Art und Weise Sie an Ihrer Atmung arbeiten, eine bewußte Atmung gehört ebenso wie bewußtes Essen zur makrobiotischen Lebensweise. Es ist sogar wissenschaftlich erwiesen, daß die von vielen Menschen praktizierte Brustatmung (Hochatmung mit Hochziehen der Schultern) im Gegensatz zur gesunden Zwerchfellatmung eine häufige Ursache für gesundheitliche Störungen ist. (Zur Vertiefung dieses wichtigen Themas sei der Leser auf das Buch von Hiltrud Lodes *Atme richtig: Der Schlüssel zu Gesundheit und Ausgeglichenheit* [Goldmann Taschenbuch] verwiesen.)

## Bewegung

**Trend zur Bewegungsarmut**

Seit dem letzten Jahrhundert haben sich die Gewohnheiten der Menschen radikal verändert. Vieles ist nahezu auf den Kopf gestellt worden. Zum Beispiel haben sich unsere Vorfahren noch wesentlich mehr bewegt und dabei viel weniger gegessen als wir, die wir merkwürdigerweise immer mehr essen und uns immer weniger bewegen. Schließlich sorgt auch noch die dynamische, fast unüberschaubare Entwicklung in der Technologie, die durch Computer auch den letzten Handgriff ersetzen möchte, dafür, daß sich der Trend zu Bewegungsarmut und damit auch zur Fettleibigkeit fortsetzt.

Machen wir uns einmal klar, wie eine verordnete totale Bettruhe zur Gesundung auf unseren Körper wirkt: Schon nach drei Tagen tritt ein Verlust an Calcium und Blutplasma auf, dadurch werden weniger neue Knochenzellen gebildet und mehr alte zerstört. Der Körper wird also immer steifer, und man kann kaum noch angenehm liegen. Zusätzlich werden weniger Verdauungssäfte produziert, auch der Insulinspiegel sinkt ständig ab, so daß erhöhte Blutzuckerschwankungen auftreten. Die Folgen davon sind extreme Mattigkeit oder der bekannte Heißhunger auf Süßes. Liegt man acht Tage regungslos im Bett, gerinnt das Blut schneller und die Wahrscheinlichkeit von Trombosen (= Blutstauung) erhöht sich. Gleichzeitig verringert sich die Produktion der männlichen Geschlechtshormone erheblich. Besonders erschreckend ist jedoch die zehnfache (!) Zunahme des Verlustes an Mineralien, vor allem an Calcium aus den Knochen. Dadurch entsteht ein Calciumüberschuß im Blut und im Körpergewebe, der wiederum bei Nierenschwäche die Nerven- und Muskelfunktionen erheblich beeinträchtigen kann. Folgen sind u. a. überhöhte Gereiztheit, Verspannungen und möglicherweise Depressionen. Ein weiterer Beweis für die enge Verbindung zwischen körperlichem und seelischem Wohlbefinden. Zwei bis drei Wochen totale Bettruhe bewirken, daß die Antikörper, die ursprünglich gegen Infektionserreger vorgehen sollen, doppelt so schnell abgebaut werden. Zudem wird das Lymphsystem, das eigentlich der Giftstoffverarbeitung dient, erheblich geschwächt, denn ohne Bewegung ist es nicht mehr voll funktionsfähig. Das kann z. B. bedeuten, daß sich die Lymphflüssigkeit in den Beinen ansammelt und dadurch die Abwehrkräfte des Körpers noch weiter verringert werden.

**Folgen mangelnder Bewegung**

Es ist selbstverständlich, daß manche Menschen für ihre Genesung trotzdem auf diese totale Bettruhe angewiesen sind. Dieses Beispiel dient lediglich der Klarstellung, wie nötig der menschliche Körper den regelmäßigen Bewegungsausgleich braucht. Leider habe ich häufig die Erfahrung machen müssen, daß Makrobioten sich zwar eine gute Nahrungsgrundlage verschaffen und dabei ihre Kauwerkzeuge wundervoll trainieren, es gleichzeitig aber versäumen, sich den notwendigen ganzkörperlichen Tätigkeiten auszusetzen. Mit einer solchen trägen Haltung kann eine angestrebte Verbesserung des allgemeinen Gesundheitszustandes natürlich nicht erreicht werden! Glücklicherweise ist der enge Zusammenhang zwischen körperlicher Betätigung und Gesundheit in den letzten Jahren immer mehr Menschen klargeworden. Eine »Fitneßwelle« überrollte die andere, die Sportvereine verzeichneten gewaltige Zuwachsraten. »Jogging« war plötzlich »in«, und bald wurden die Jogger zu einem alltäglichen Bild in der Stadt. Leider schlich sich auch bei ihnen bald das Leistungsdenken ein. Mit diesem Geist hetzten nun die Läufer auch zur Hauptverkehrszeit durch die Straßen. Kein Wunder also, daß inzwischen die Mediziner vor dem »Jogging« warnen, denn sie stellten verstärkt Gelenk- und Nierenschäden bei den Läufern fest. Ein Jogger, der regelmäßig in der Großstadt läuft, nimmt durch seine intensive Atmung das Mehrfache an Schadstoffen in seine Lungen auf als ein Fußgänger. Doch nicht nur beim Jogging kann man diese Tendenz zur Überbetonung des körperfeindlichen Leistungsdenkens feststellen, viele andere Sportarten überbieten es noch.

**Falsch verstandene Fitneß**

Die vernünftigste Bewegung ist noch immer der Spaziergang in möglichst frischer Luft, weil sich der Mensch dabei ganz natürlich und entspannt fortbewegen kann. Ein zügiger Spaziergang regt wichtige Körperfunktionen sanft an, ohne extreme Zustände im Körper zu erzeugen. Man strengt sich leicht an, intensiviert Atmung und Kreislauf, vermeidet aber die totale Erschöpfung. Spazierengehen paßt sehr gut zu der sanften Methode der Makrobiotik und eignet sich für alle, die gehen können. Täglich mindestens eine halbe Stunde ist die notwendige Dauer für eine gesundheitsfördernde Lebensweise.

## Nahrung als Medizin

**Grundlegende Umstellung**

Immer wieder erlebe ich, wie von der Medizin enttäuschte, kranke Menschen zur Makrobiotik stoßen, sei es durch ein Buch oder durch die Anregung eines Bekannten. Sie beziehen dann gewohnheitsmäßig zur makrobiotischen Kost den gleichen Standpunkt, den sie schon gegenüber ihren Ärzten hatten. Sie erhoffen sich eine symptomatische Erleichterung, wie das Verschwinden einer allergischen Reaktion, sind aber nicht bereit, dafür ihre alten Gewohnheiten aufzugeben. Aber gerade durch die mangelhafte Auseinandersetzung mit den wirklichen Ursachen einer Krankheit verringert der Patient seine Chancen auf Gesundung erheblich. Je mehr man jedoch die Bedeutung der Ernährung für seine Gesundheit versteht, um so eher sieht man, wie entscheidend die bisherige Lebensweise zu den Problemen beigetragen hat. Langsam wird dann immer klarer, daß tiefere Ursachen, wie übersäuertes Blut, Fettablagerungen und andere ernährungsbedingte Zustände beseitigt werden müssen, wenn man eine echte und dauerhafte Gesundung erreichen will. Man wird sich bewußt, daß es nur zur Heilung kommen kann, wenn man sein Leben grundlegend verändert und sich intensiver mit sich und der Umwelt auseinandersetzt.

**Ursprung dieser Idee**

Die Idee von der Bedeutung der Ernährung ist durchaus nicht neu. Schon im alten Griechenland hat Hippokrates, der berühmte »Vater« der abendländischen Medizintradition, vom gleichen Zusammenhang gesprochen wie die Makrobiotik: »Eure Nahrungsmittel sollten Heilmittel und eure Heilmittel sollten Nahrungsmittel sein!« Obwohl Mediziner heute den Eid im Namen von Hippokrates leisten, scheinen viele seine eigentlichen Grundsätze nicht wirklich zu kennen. Sie begreifen nicht, daß die Ernährung ein wichtiger Gesundheitsfaktor ist. Nichts verdeutlicht dieses Versäumnis so sehr, wie die schlechte Qualität der Krankenhauskost, die mit Zucker und gesättigtem

Fett alles andere als gesundheitsfördernd wirkt. Häufig mangelt es außerdem zusätzlich an Verständnis für den Patienten, der auf gesünderer Kost besteht.

Hat man jedoch den Sinn der Ernährung begriffen und den makrobiotischen Weg eingeschlagen, so wird man mit der Zeit sein Bewußtsein immer weiterentwickeln und zu einem ganzheitlichen Verständnis finden. Dann wird man auch die Organe nicht mehr als getrennte Teile ansehen, die nur indirekt miteinander zu tun haben. Man erkennt und erlebt, daß das Ganze mehr bedeutet als die Summe seiner Teile.

**Die Einheit des Körpers**

Obwohl die heutige Medizin oberflächlich einsehen mag, daß Körperfunktionen sich gegenseitig beeinflussen, ist ihr Bild von der tieferen Einheit des Körpers viel zu unvollständig. Das deutlichste Beispiel dafür bietet vielleicht die Organverpflanzung. Immer wieder müssen die Chirurgen dagegen kämpfen, daß der Körper ein fremdes Organ abstößt. Es ist folgerichtig, daß die Abwehrkraft des Körpers geschwächt werden muß, damit er weniger fähig ist, das fremde Organ abzustoßen. Häufig sind dann Infektionen und ähnliche Folgen des geschwächten Immunsystems die Todesursache.

## Zusätzliche Ratschläge für eine natürliche Lebensweise

*Zu empfehlen*

- nur essen, wenn man hungrig ist, gut kauen, nicht satt essen
- täglich körperlich aktiv sein, auch im Freien
- früh ins Bett gehen, früh aufstehen
- den ganzen Körper mit einem heißen, feuchten Baumwollfrotteehandtuch kräftig abreiben, jedoch wenigstens die Hände und Füße, morgens und abends

- möglichst wenig an die aktuellen Gesundheitsprobleme denken, Spaß suchen
- grüne Topfpflanzen im Haus, besonders in der Stadtwohnung

*Möglichst zu vermeiden*

- spät am Abend essen
- Metallschmuck und Quarzuhren auf der Haut
- synthetische Kleidung, chemische Kosmetik und Toilettenartikel
- Farbfernseher und Computerbildschirme
- Elektro- und Mikrowellenherde
- Kunststoffe im Haus, besonders im Schlafzimmer
- zwischenmenschliche Konflikte

## Energiefluß

**Der Mensch als Energiegestalt**

Wer sich näher mit der Denkweise der westlichen Medizin beschäftigt, wird bald feststellen können, wie stark ihr analytischer Charakter ist und wie sehr die physiologische Sicht des Körpers in den Mittelpunkt gestellt wird. Im Fernen Osten dagegen herrscht traditionell die Vorstellung vom Menschen als Energiegestalt vor. Diese Medizin beschäftigt sich schon seit langer Zeit mit dem pulsierenden Energiefeld in und um den Menschen herum, das seinerseits ein energetisches Verhältnis zur Umgebung schafft. Während ein solches Verständnis im Westen immer nur eine Außenseiterrolle spielte, richtete sich die chinesische Philosophie schon vor Jahrtausenden systematisch danach. In den fernöstlichen Sprachen kommen noch heute Wörter vor, die diesen für uns vielleicht nur schwer faßbaren Energiebegriff beschreiben (im Chinesischen »Chi« und im Japanischen »Ki«). So nennt z. B. ein kranker Japaner seinen Zustand »BYŌ-KI«, was wörtlich bedeutet: »Ki leidet«.

**Der Energiebegriff**

Da der Begriff Energie in den fernöstlichen Ländern sehr tief im alltäglichen Sprachgebrauch verwurzelt ist, beeinflußt das natürlich auch im großen Maße die Betrachtungsweise der Menschen, ihre Lebenseinstellung und ihre Art zu handeln. Im westlichen Sprachraum findet man in wissenschaftlichen Kreisen langsam entsprechende Begriffe, wie »elektromagnetische Lebensenergie« oder »bioelektrische Energie«, während der Volksmund das Wort Energie ganz selbstverständlich benutzt: »Du bist heute aber energiegeladen«.

Auch wir haben also eine Vorstellung von einer vibrierenden und pulsierenden Lebenskraft. Nur hat sich das, was sich bei uns in Redensarten oder physikalischen Formeln ausdrückt, in der fernöstlichen Philosophie zu einem sehr anschaulichen und umfassenden Modell von Energiebewegungen ausgebildet (siehe: »Yin und Yang«).

Dieses Modell hat nun die Makrobiotik übernommen und erklärt damit die verschiedenen Energietendenzen der Nahrung, des Körpers und des Gesundheitszustandes allgemein. Beim gesunden Menschen fließt die Energie ausgewogen und harmonisch. Sie behält eine dauerhafte Belastbarkeit durch eine stabile Selbstregulierung. Krankheit oder Disharmonie können dadurch entstehen, daß Störungen (äußere wie innere) den Fluß der Energie aus dem Gleichgewicht bringen.

Ein Hindernis in diesem Energiefluß stört also das Gleichgewicht und kann sich zu einem umfangreichen Problem entwickeln, wenn der Körper das Gleichgewicht nicht wiederherstellt.

Die Lehre von der Akupunktur entwickelte die Vorstellung vom Menschen als Energiegestalt zu einem umfassenden Verständnis vom Körper als einem strukturierten Energiefluß. Die Chinesen erkannten schon früh die Energiebahnen im Körper, auch Meridiane genannt, durch die, wie in einem Netzwerk, alle Organe miteinander verbunden sind. Der Lungenmeridian beeinflußt direkt den Nieren- und Lebermeridian, der Nierenmeridian beeinflußt wiederum den Leber- und Herzmeridian usw. Nach diesem Verständnis ist es offensichtlich, daß es kein isoliertes Organproblem gibt, sondern immer ein Zusammenwirken von Störungen in mindestens drei Organen. Eine Erkenntnis, die viele westliche Mediziner bis heute nicht wahrhaben wollen.

**Akupunktur**

Ein weiteres Mißverständnis, das mir in den letzten Jahren häufig begegnete, ist die einseitige Verwendung dieser »Therapie durch Nadelstiche«. Die ursprüngliche Akupunktur diente eigentlich nur als Begleiter der Ernährungstherapie und basiert wie diese auf einem Verständnis von Yin und Yang. Sie ergänzte die Kostempfehlungen, damit eine Krankheit ganzheitlich behandelt wurde. Leider steht in den meisten Fällen die heutige Praxis der Alternativmedizin im Gegensatz zu dieser ursprünglichen Zielrichtung. Sie verschafft ihren Patienten durch die Akupunktur nur eine symptomatische Erleichterung, damit sie von den lästigen Folgen, also den äußeren Erscheinungen ihres Ungleichgewichts, befreit werden. Die tieferen Ursachen interessieren jedoch bei dieser Behandlung häufig nicht, und oft bleiben die Ernährungsfehler des Ratsuchenden unberücksichtigt. So erreichen die »Nadelstiche« zwar die Beseitigung des Staues oder der Störung im Energiefluß, aber der Grund für das Problem, ob er nun in einer belasteten Leber oder vielleicht in den geschwächten Nieren lag, bleibt bestehen. Die Folge davon ist, daß die Energiestörung sich neu bildet und damit langsam auch das Problem wieder auftauchen wird. Dieses Beispiel verdeutlicht, daß jemand, der den Mechanismus der Gesundheitsstabilisierung nicht versteht, zur Wiederholung seiner Krankheiten neigen wird.

3. Kapitel

# Die Bedeutung der einzelnen Komponenten der Ernährung

## Die Qualität der Lebensmittel

**Belastete Nahrungsmittel**

Der Einsatz von chemischen Mitteln in der Landwirtschaft belastet unsere Umwelt mehr und mehr und verschlechtert darüber hinaus die Qualität unserer Lebensmittel. Die Ereignisse von Tschernobyl stellen nur die dramatische Steigerung dieser verhängnisvollen Entwicklungstendenz dar. Da die Qualität unserer Nahrungsmittel von dem Zustand unserer Umwelt abhängig ist, muß bei der gegenwärtigen Tendenz mit einer allgemeinen Verschlechterung der Qualität gerechnet werden. Um so wichtiger wird es, ein sensibles Qualitätsbewußtsein auf diesem Gebiet zu entwickeln, weil schlechtere Lebensmittelqualität ein größeres Krankheitsrisiko als Folge mangelnder Widerstandskraft und von Immunschwäche hervorruft.

Eine positive Gegenbewegung liegt in den Bestrebungen nach einem naturgemäßen Anbau. Wer die Schadstoffbelastung seines Körpers möglichst gering halten will, sollte die biologisch angebauten Produkte vorziehen. Damit unterstützt er eine vernünftigere Landwirtschaft. Der Verbraucher sollte sich seines Einflusses bewußter werden und die Produkte der mit hohem Chemikalieneinsatz arbeitenden Agrarindustrie meiden. Das attraktivere Aussehen sollte nicht verführen. Der niedrigere Preis könnte sich durch Krankheitsfolgen als trügerisch erweisen.

**Biologischer Anbau**

Allerdings darf nicht übersehen werden, daß mit der Bezeichnung »naturgemäßer biologischer Anbau« auch viel Schindluder getrieben wird. Um dem Mißbrauch durch falsche Kennzeichnung entgegenzuwirken, entstehen immer mehr Verbände, wie z. B. der Demeter-Bund, der durch rigorose Kontrollen biologische Qualität weitgehend garantieren kann. Es gibt eine Broschüre, in der die Adressen und das Warenangebot der Produzenten aufgelistet sind.

Im Winter und im Frühjahr fehlt es oft am biologischen Blattgemüse und Grünzeug. Viele neigen während dieser Zeit zu einem einseitigen Verbrauch von lagerfähigen Wurzelgemüsen. Davon ist abzuraten, denn es ist auch in der für Grünes ungünstigen Jahreszeit wichtig, daß ausgewogen Wurzel- und Blattgemüse gegessen werden. Man kann z. B. verstärkt Sprossen, besonders Alfalfa (Luzernesprossen) essen, oder auch etwa einen Zentimeter vom oberen Teil der Möhre oder des Rettichs abschneiden, auf einen Teller mit Wasser legen und an einen warmen Platz stellen und keimen lassen. Man kann aber auch ab und zu etwas Grünes aus dem herkömmlichen Anbau kaufen. Als Faustregel gilt: Einheimisches Gemüse vorziehen! Wer nicht darauf achtet, regelmäßig grünes Gemüse zu essen, ist meistens auf längere Sicht mit der Makrobiotik nicht zufrieden.

## Fleisch

War das Fleisch am Anfang unseres Jahrhunderts noch eine seltene »Sonntagszugabe«, so ist es heute immer mehr zur erschwinglichen Selbstverständlichkeit geworden.

**Fleisch**

Doch das Vertrauen in das Fleisch als Ernährungsbasis wurde in den letzten Jahren immer tiefer erschüttert durch Meldungen über den Einsatz von verbotenen, krebserregenden Hormon- und Antibiotikapräparaten und durch die tierquälerische Massenhaltung. Einem folgerichtigen Fleischverzicht steht oft die Meinung entgegen, daß ohne Fleischverzehr der Eiweißbedarf nicht vollständig abgedeckt werden kann. Zunächst wird dabei übersehen, daß die Tiere, deren Fleisch wir essen, ihre Kraft aus pflanzlicher Nahrung bezogen haben.

**Aminosäuren**

Wir müssen uns von der häufig üblichen Vorstellung verabschieden, daß wir das Eiweiß aus unserem Essen direkt zu körpereigenem Eiweiß umwandeln können. Es geht bei der Weiterverwertung des Eiweißes vielmehr um die Aminosäuren, aus denen jedes Eiweiß aufgebaut ist. Durch komplizierte chemische Vorgänge im Körper wird das körperfremde Eiweiß in diese Grundbausteine zerlegt, die je nach Bedarf dann wieder zu Eiweiß zusammengesetzt werden können. Zum Aufbau von körpereigenem Eiweiß sind insgesamt acht verschiedene Aminosäuren lebensnotwendig. Diese können vom Körper nicht gebildet oder durch andere Aminosäuren ersetzt werden. Daher müssen sie über die Nahrung aufgenommen werden. Alle acht sind sowohl in der pflanzlichen wie auch der tierischen Nahrung vorhanden, nur kommen sie in den verschiedenen pflanzlichen Nahrungsmitteln unterschiedlich stark vor. Durch richtiges Kombinieren einer Mahlzeit ohne Fleisch kann der Körper jedoch alle Aminosäuren, die er zum Aufbau seines Eiweißes braucht, bekommen. Getreide und Hülsenfrüchte können z. B. eine völlig ausreichende, sich voll ergänzende Mischung bilden, weil die im Getreide weniger vorkommenden Aminosäuren durch die in den Hülsenfrüchten stärker vertretenen optimal ergänzt werden und umgekehrt.

**Der Eiweißbedarf**

Im übrigen benötigt der menschliche Körper viel weniger Eiweiß, als meistens angenommen wird. Gefährlicher als der Eiweißmangel ist der Eiweißüberschuß bei dem gegenwärtigen Fleischkonsum, was der Bevölkerung noch weitgehend unbekannt ist. L. Wendt weist in seinem Buch *Eiweißspeicherkrankheiten* sehr deutlich auf die verheerenden Auswirkungen eines Eiweißüberschusses hin, das für nahezu alle schweren Krankheiten mitverantwortlich ist. Es kann u. a. zu einem erhöhten Verlust an Calcium und anderer lebensnotwendiger Mineralstoffe führen.

Noch etwas sollte man nicht vergessen, wenn man trotzdem glaubt, nicht auf das Fleisch verzichten zu können: Fleisch beginnt sich sofort zu zersetzen, nachdem das Tier getötet wurde, selbst bei der Anwendung von noch so guten Kühlmethoden.

**Verdauung von Fleisch**

Da das Fleisch außerdem wesentlich schwerer verdaulich als pflanzliche Nahrung ist, setzt sich der Fäulnisprozeß im Darm weiter fort. Es dauert immerhin etwa vier Stunden, bis es im Darm verarbeitet ist (pflanzliche Nahrung nimmt im Vergleich dazu nur etwa zwei Stunden in Anspruch). Durch die Zersetzungsprozesse entstehen im Darm Toxine, also Giftstoffe, die sich u. a. in Leber, Niere und Dickdarm ansammeln und diese in der Folge schwer belasten. Außerdem enthält das Fleisch gesättigtes Fett, dessen Säuren sich innerhalb und außerhalb lebenswichtiger Organe und Blutgefäße ablagern, die Mitverursacher für die Bildung von Herzinfarkten, Krebsgeschwülsten und eine ganze Reihe weiterer Krankheiten sind. Gesättigtes Fett erhöht auch die Cholesterinmenge (Fettmenge) im Blut, was in weiterer Folge zu Arteriosklerose (Verhärtung der Blutgefäße) führen kann, die heute leider noch von vielen als normaler Alterungsprozeß angesehen wird. Zusätzlich werden Leber und Niere durch gewaltige Mengen von Harnsäure überbelastet, was zu Gelenkentzündungen und Rheuma führen kann. Besonders ältere und körperlich eher passive Menschen sollten vorsichtig beim Fleischkonsum sein, denn Kinder und andere Leute, die körperlich aktiver sind, vertragen die Belastung des Fleisches eindeutig besser, weil durch Bewegung der Körper veranlaßt wird, die vom Fleisch entstandenen Gifte rascher abzubauen und auszuscheiden. Doch sie werden unter den Spätfolgen zu leiden haben.

Das Fleisch enthält starke Yang-Energie. Auch der Mensch ist sehr yang, denn er ist wie das Tier aktiv und warmblütig. Im Vergleich dazu ist die Pflanze unbeweglich und kalt (yin). Um ausgeglichen leben zu können, um ein Gleichgewicht von Yin und Yang in sich zu schaffen, muß der Mensch also überwiegend Pflanzenkost zu sich nehmen.

**Fisch statt Fleisch**

Sollte man trotz aller Bedenken gegen den Verzehr von Fleisch vorläufig nicht auf dieses verzichten können, so wäre es sinnvoll, zumindest auf die Quantität und auf die Qualität zu achten und es deshalb von einem möglichst gewissenhaften Bio-Bauern zu beziehen. Noch besser wäre das Ausweichen auf Fisch, der leichter verdaulich, in seiner Beschaffenheit lockerer (yin) ist und weniger gesättigtes Fett enthält.

Folgende Argumente weisen darauf hin, daß der Mensch kein ausgesprochener Fleischesser sein kann:

**Vergleich Mensch–Tier**

Das fleischfressende Tier hat lange, scharfe und spitze Zähne, der Mensch aber überwiegend Mahlzähne. Der menschliche Darm ist im Verhältnis viermal so lang wie der tierische, der kurz sein muß, um eine schnelle Ausscheidung zu ermöglichen. Das Tier hat ein Enzym zur Aufschließung von Harnsäure, das dem Menschen fehlt. Die tierische Leber kann gegenüber dem Menschen ein Vielfaches an Harnsäure neutralisieren. Das Tier hat Klauen zum Reißen der Beute, der Mensch Finger zum Pflücken.

## Milch

Gleich nach dem Fleisch folgt die Milch als der gepriesene »Muntermacher« und Kraftgeber. Wer regelmäßig Sport treibt, wird sogar aufgefordert, mindestens einen Liter dieser weißen »Energiezauberquelle« zu trinken, von Käse und Joghurt oder eiweißhaltigen Aufbaupräparaten ganz abgesehen. Nahezu jedes Kind wird in den ersten Lebensjahren mit einer Milch großgezogen, die etwa dreimal soviel Eiweiß(!), Calcium und Phosphor enthält, wie die ursprüngliche Muttermilch. Gesundheitliche Schädigungen sind dadurch kaum vermeidbar. Ein Kalb bewegt sich schon nach wenigen Tagen mit rapide anwachsendem Gewicht auf den Beinen, während ein Baby auf dieses Erfolgserlebnis lange warten muß. Sein kleiner Organismus wird durch eine viel zu fette fremde Milch überfordert, die in keinem Verhältnis zu seinen wirklichen Bedürfnissen steht.

**Gesundheitsprobleme durch Milchprodukte**

Viele Menschen, die ganz auf den Genuß von Fleisch verzichtet haben, glauben, ihren Eiweißbedarf nur durch einen verstärkten Konsum von Milchprodukten abdecken zu können. So hat sich Milch in Form von Käse, Quark, Joghurt, Sahne, Butter oder Eis wie ein »trojanisches Pferd« in die Vollwertkost eingeschlichen, und ihre gesundheitsgefährdenden Folgen breiten sich immer mehr aus. Alle Milchprodukte erhöhen übermäßig den Cholesterinspiegel im Blut, Ursache für viele Krankheiten, u. a. auch für den Herzinfarkt. Doch das ist nicht die einzige gefährliche Nebenwirkung für die Gesundheit. War die Milch durch die verschiedensten Behandlungsmethoden, wie Pasteurisierung, Homogenisierung, chemische Zusätze, als Nährstoffquelle schon fragwürdig, so brachte das Reaktorunglück von Tschernobyl sie endgültig in Verruf. Doch selbst in dieser Zeit schafften es viele Menschen nicht, auf sie zu verzichten. Zu stark war ihre Abhängigkeit, zu gering aber vor allem das Wissen darüber, wie wenig die Milch zum menschlichen Organismus paßt. Eigentlich sind selbst die Kuhmilcherzeugnisse, die naturbelassen sind, für die menschliche Verdauung nur »Fremdkörper«. Das geht bereits aus der biochemischen Zusammensetzung der Kuhmilch hervor, die sich wesentlich von der Muttermilch unterscheidet. Hinzu kommt, daß nach dem dritten Lebensjahr die beiden Enzyme, die es dem Körper ermöglichen, die Milch aufzuschließen und zu verdauen, üblicherweise wegfallen. Besonders schwer hat es dann das Verdauungssystem des Körpers mit der dichten klebrigen Eiweißsubstanz Kasein, die zudem in der Kuhmilch dreihundertmal stärker (!) als in der Muttermilch vorkommt. Diese schwerverdauliche Masse läßt sich ohne Probleme in den vier Mägen der Kuh aufschließen, aber im menschlichen Körper bleibt sie klebrig und zäh. Das besonders schwerverdauliche Kasein sammelt sich nämlich in noch unverdautem Zustand in dem oberen Darmbereich und zersetzt sich dort. Dabei entstehen Giftstoffe, die schließlich zu einer Schwächung des Magen- und Darmtraktes sowie der Bauchspeicheldrüse führen können. Zusätzlich kommt es durch die Ablagerung des Kaseins zu einer trägeren Nährstoffaufnahme, da die Darmzotten (Schleimhautfältchen) verklebt werden und damit in ihrer Funktion beeinträchtigt sind. Diese Ablagerung wird noch durch allgemeine Schleimbildung verstärkt, die immer als Folge der Verdauung von Milch entsteht. Da sich dieser Schleim u. a. auch in den Atmungswegen absetzt, kann es vermehrt zu Atembeschwerden kommen, häufigere Erkältungen und Allergien sind die Folge. Aus diesem Grund sollten besonders Asthmatiker Milchprodukte völlig vermeiden. Die verbreitete Tendenz zu Müdigkeit und Konzentrationsschwäche kann eine Folge der Schleim- und Kaseinablagerungen sein. Denn der Körper muß bei dem Versuch, sie abzubauen, viel Kraft aufwenden. Ein weiterer Beweis dafür, wie irreführend die Versprechungen sind, daß Milch munter mache und die Gesundheit stärke. Meine Erfahrung hat gezeigt, daß die beschriebenen Ablagerungen den gesamten Körper belasten, besonders Brust, Lunge, Gebärmutter, Eierstöcke usw. Dadurch wird die Bildung von Zysten, Tumoren, Krebs u. a. begünstigt, auch Menstruationsbeschwerden können verstärkt auftreten. Frauen, die unter gesundheitlichen Beschwerden dieser Art litten und völlig

**Schwerverdauliches Kasein**

**Belastende Ablagerungen**

auf Milch verzichtet haben, konnten eine wesentliche Verbesserung ihres Zustandes erreichen.

**Milch gegen Osteoporose?**

Selbst wer häufig an Verstopfung leidet, kann die Ursache dazu in der Milch finden, denn als faserlose Nahrung verändert sie die Darmflora und belastet dadurch den Darm. Ein weiteres häufiges Argument lautet: »Milchprodukte schützen durch ihre gewaltige Calciummenge vor Osteoporose (Knochenschwund), deshalb sind sie unentbehrlich!« Vieles spricht gegen diese Behauptung. Gerade in den Ländern mit dem höchsten Milchkonsum, den USA und danach Europa (Schweden, Finnland, Großbritannien), können wir die größten Probleme mit dieser weitverbreiteten Knochengewebeschwächung finden. Osteoporose ist ein chronischer Verlust von Mineralstoffen in den Knochen, also eine Schwächung des Knochengewebes, meist als Knochenschwund bezeichnet, der dazu führen kann, daß die Knochen spröde werden und dadurch leichter brechen. Osteoporose zählt heute zu einer der häufigsten Krankheiten der Industriegesellschaft, die besonders bei Frauen nach den Wechseljahren auftritt und heute irrtümlicherweise noch vielfach als eine Alterserscheinung abgetan wird. Da diese Art der Erkrankung bei Völkern mit anderen Eßgewohnheiten weniger vorkommt, sollte man sie nicht als unausweichliche Folge des Alterns ansehen. Als vorbeugende Maßnahme wird sehr oft empfohlen, Milch zu trinken, weil sie sehr viel Calcium enthält, oder Calcium in Form von Tabletten einzunehmen. Doch dieses Problem umfaßt viel mehr als nur den Calcium- und Mineralstoffverlust im Knochen. Wer nur das beachtet, vergißt dabei die ganzheitliche Betrachtung aller Störungen im Körper. Auch der schwedische Professor O. Lindahl, der als Experte für Osteoporose gilt, macht auf ganzheitliche Zusammenhänge aufmerksam. Er behauptet, daß Calcium einen wichtigen, aber im Vergleich mit anderen Faktoren nur kleinen Teil des Problems ausmacht. Phosphat spielt z. B. ebenso eine Schlüsselrolle in den Knochenzellen wie das besonders wichtige Gleichgewicht zwischen Säuren und Basen im Blut. Auch körperliche Bewegung trägt seiner Erkenntnis nach zur Stärkung der Knochen bei, denn sie ermöglicht eine bessere Calciumaufnahme.

Aktuelle Untersuchungen in den USA bestätigen, daß ein entgegengesetztes Verhältnis zwischen Calcium und Eiweiß besteht. Je mehr Eiweiß man ißt, desto mehr Calcium wird abgebaut. Eiweiß ruft im Blut einen extrem sauren Zustand hervor. Um das auszugleichen, müssen verstärkt Mineralstoffe abgebaut werden. Die Milch und ihre Produkte enthalten aber sowohl Eiweiß als auch Calcium in reichlichen Mengen und können sich also nicht als Mittel gegen Osteoporose eignen. Insgesamt ist festzustellen, daß Milch, Milchprodukte und Fleisch die Hauptverursacher für Osteoporose sein können.

**Belastete Milch**

Ein weiterer Grund, warum man den Konsum der Milchprodukte möglichst einschränken sollte, ist offensichtlich: In der Milch, dem letzten Glied einer Nahrungsmittelkette (Erde – Pflanze – Kuh – Milch – Molkereiprodukte), sammeln sich besonders hohe Mengen von Umweltgiften wie DDT, PCB, Antibiotika oder radioaktive Stoffe. Immer wieder wird der Verbraucher auf diese Belastungen aufmerksam gemacht, doch richtig wach wurden die Menschen erst nach der Katastrophe von Tschernobyl. Damals wurde täglich in allen Medien vor den Gefahren von Molkereiprodukten gewarnt. Milch und Fleisch entwickelten sich zu den Nahrungsmitteln mit der höchsten Strahlenbelastung, denn über das verseuchte Futter wurden sie als Endprodukte der beschriebenen Nahrungsmittelkette zusätzlich belastet. Der Makrobiot riskiert keine Mangelerscheinungen, wenn er auf Milchprodukte verzichtet.

**Eiweiß-lieferanten**

Calcium finden wir in reichlicher Menge in Gemüse, Samen, Obst, Tahin und Nüssen, Eiweiß vor allem in Hülsenfrüchten, Getreide, Samen, Nüssen und Meeresalgen. Wer sich trotzdem ein »Leben ohne

Milchprodukte« nicht vorstellen kann, sollte zumindest Sauermilchprodukte vorziehen, wie Joghurt im natürlichen (!) Zustand oder Kefir, denn durch die Säuerung wird die Milch etwas verträglicher. Aber wir müssen trotzdem aufpassen: Der Pro-Kopf-Verbrauch der deutschen Bundesbürger an Joghurt steigt seit Jahren ständig an. Von 1982–1987 verdoppelte sich der Joghurtkonsum auf fast 10 kg/Jahr. Vor allem aber stieg der Verbrauch von gezukkertem Fruchtjoghurt. Weiter sollte der Ernährungsbewußte besonders den harten salzigen Schnittkäse meiden. Ich bin nach zahllosen Gesprächen mit ratsuchenden Menschen zu dem Ergebnis gekommen, daß diese Konzentration von gesättigtem Fett und Salz häufig Krankheiten verursacht, denn das Fett setzt sich in den wichtigen Organen wie Leber, Niere, Darm und Bauchspeicheldrüse ab und beeinträchtigt ihre Funktionen. Man sollte bei allen Molkereiprodukten auf eine biologische Qualität achten. Neben der Verringerung der Gefahr der Schadstoffbelastung unterstützt man damit die sinnvolle Alternative zur Massentierhaltung.

**Sauermilchprodukte**

Die Molkereiprodukte sind darüber hinaus die häufigste Ursache für eine Nahrungsmittelallergie bei Kindern. Immer wieder erleben Mütter, die ihr von Hautausschlägen geplagtes Kind von der fetten Kuhmilch auf Soja- oder noch besser auf Reis- oder Getreidemilch umstellen, daß sich die Krankheitssymptome innerhalb kurzer Zeit zurückbilden.

**Milch und Allergie**

## Kartoffeln

Die Kartoffel bildet die Grundlage der deutschen Hauptmahlzeiten. Kaum ein anderes Produkt wird für so unentbehrlich gehalten, wenn man es als Grundnahrungsmittel in Frage stellt. Nur wenige wissen, wie gesundheitsschädlich der regelmäßige Verzehr von Kartoffeln sein kann.

Kartoffeln sind Nachtschattengewächse, die wegen ihrer hohen Empfindlichkeit extrem mit Schadstoffen behandelt werden müssen, damit sie überhaupt bei uns überleben können. Erst im Laufe des 18. Jahrhunderts konnte die Kartoffel in Europa Fuß fassen. Aus Südamerika importiert, diente sie in Deutschland als Rettung vor einer Hungersnot nach den schweren Getreidemißernten im 18. Jahrhundert.

**Schadstoffbelastungen**

Heute muß man mit einer intensiven Behandlung durch Kunstdünger und Pestizidspritzung dafür sorgen, daß aus den anfälligen Pflanzen sichere Ernten gewonnen werden. Hohe Nitratgehalte, Cadmium-Spuren und chlorierte Kohlenwasserstoffe im Boden sind das Ergebnis. Durch den hohen Kartoffelkonsum gehört die Kartoffel zu den hauptsächlichsten Cadmium-Verseuchern in der Bundesrepublik. Nitrate sind so gefährlich, weil sie sich im Körper in krebserzeugende Nitrosamine verwandeln können.

**Nachtschattengewächse**

Auch wenn ausländische Kartoffeln deutlich höhere Belastungswerte als deutsche zeigen, lehnt die Makrobiotik selbst die gute Qualität deutscher Kartoffeln als tägliche Nahrung ab. Ein weiterer Grund ist, daß Kartoffeln, wie gesagt, zu den Nachtschattengewächsen (Solanaceae) gehören, die merkwürdige Eigenschaften haben, die nur wenige Menschen kennen. Zu dieser Pflanzengruppe gehören die Tomaten, Paprika, Auberginen und sogar die Tabakpflanze. Das seltsame an den Nachtschattengewächsen ist, daß sie Alkaloide enthalten, eine chemische Substanz mit hohem Stickstoffgehalt, die den Körper stark beeinflußt. Bekannte Alkaloide sind Koffein, Theobromin (in Schokolade) und Nikotin, die aber auch in Opium, Morphium und Heroin enthalten sind. Im Gemüseteil dieser Pflanzen kommen Alkaloide nur in Spuren vor, aber der äußere Teil der Kartoffel enthält ein weiteres Alkaloid, das Solanin. Dieses Gift wird durch die Einwirkung von Sonnenlicht aktiviert und äußert sich durch eine grünliche Verfärbung. Jeder Kartoffelkundige weiß, daß die Art der Lagerung von Kartoffeln sehr wichtig ist und daß die grünen »Augen« extrem giftig sind.

Aus makrobiotischer Sicht gelten die Nachtschattengemüse als extrem-yin. Die Kartoffel wächst schnell und leicht (yin), aber auch waagrecht statt senkrecht unter der Erde (yin). Jeder, der schon etwas mit der Sichtweise von Yin und Yang vertraut ist, wird sich kaum wundern, daß die Kartoffel so selbstverständlich als Ergänzung zum Fleisch (yang) gereicht wird. Sie paßt dagegen schlecht zur ausgewogenen Getreide- und Gemüsekost. Wer noch Kartoffeln essen will, sollte das möglichst selten tun, jedenfalls aber die Zubereitung »Yang« gestalten, also länger mit Hitze behandeln (kochen, braten, backen) sowie Salz und salzige Speisewürzen wie Miso, Shoyu, Tamari und Umeboshi dazugeben. Zudem ist es ratsam, die solaninhaltige Schale nicht mitzuessen.

Dr. N. Childers, ein Universitätsprofessor in den USA, verschaffte sich in diesem Zusammenhang mehr Glaubwürdigkeit mit seinem Buch: *Diet for Arthritis – Nightshades and Illness.*

**Gesundheitliche Störungen**

Die bekannteste Naturkostzeitschrift der USA »Prevention« (Vorbeugung) hat schon mehrmals über verschiedene Arthritis-Heilungserfolge bei der Anwendung der nachtschattenfreien Diät von Dr. Childers, der selber früher daran litt, berichtet. Auch das Rauchen ist verboten, weil Tabakpflanzen zu den Nachtschattengewächsen gehören. Prof. Childers glaubt, die Krankheitsmechanismen im Zusammenhang mit den Nachtschattengewächsen gefunden zu haben. Er behauptet, daß sie mit der Zeit den Knochen Calcium entziehen und es dann an den Gelenken, im Gewebe und an Blutgefäßen ablagern. Obwohl seine Theorie keine Anerkennung in der Schulmedizin findet, bestätigt auch meine Erfahrung ihre Glaubwürdigkeit. Ich habe verschiedene Menschen kennengelernt, die ihre Gelenk- und Verkalkungsbeschwerden mit der Makrobiotik gelindert bzw. geheilt haben.

## Zucker

**Verursacher schwerer Krankheiten**

Neben dem Fleisch und der Milch gehört aus der Sicht der Makrobiotik der Fabrikzucker zu den Hauptverursachern der schwerwiegendsten Krankheiten unserer Zeit. Von der chronischen Mattigkeit über die Immunschwäche bis hin zu Herz- und Kreislaufbeschwerden oder sogar Krebs scheint der Zucker bei der Entstehung der Zivilisationskrankheiten eine Schlüsselrolle zu spielen.

Diese Aussage beinhaltet nichts Neues, denn fast alle Vertreter der verschiedenen Heilkostrichtungen teilen diese Auffassung. Viele wissenschaftliche Studien deuten schon auf die Verbindung zwischen Industriezucker und Gesundheitsschwächung hin. Besonders der bekannte Dr. med. M. O. Bruker hat sehr dazu beigetragen, daß dieses Hauptgenußmittel als Krankheitsfaktor entlarvt wurde.

Selbst der Ernährungsausschuß des amerikanischen Kongresses hat schon 1977 einen Bericht veröffentlicht, in dem er eine starke Verringerung des Zuckerkonsums empfahl. Doch nicht nur die Amerikaner »zuckern« zuviel, auch die Westeuropäer bringen es auf etwa 40–50 kg pro Jahr/pro Kopf! Einem Bericht in der angesehenen Stockholmer Tageszeitung »Dagens Nyheter« zufolge konsumieren die Schweden von den 40 kg pro Jahr etwa 20 kg in »versteckter Form«, also ohne daß sie es bemerken. Sie vergessen, daß es neben den offensichtlichen Zuckerwürfeln im Kaffee und dem Puderzucker auf der Torte noch viele andere Quellen dieses Süßmittels gibt.

Nahrungsmittel sollten soweit wie möglich nicht raffiniert, sondern im naturbelassenen Zustand gegessen werden. Es empfiehlt sich sogar, möglichst die ganze Pflanze zu essen, also Radieschen mit Blättern, Möhren mit Grünzeug, Äpfel mit Schale. In dieser ursprünglichen Form gegessen nehmen wir die Pflanze eher in ihrer Ganzheit und Vollwertigkeit zu uns, also so, wie die Natur sie uns gegeben hat.

**Industriezucker**

Dagegen bedeutet die Herstellung von Industriezucker die Berücksichtigung von nur einem Bestandteil des Ganzen. Durch mehrere Prozesse entsteht bei der intensiven Verarbeitung der Zuckerrübe ein hochraffiniertes Produkt, der Fabrikzucker, in dem alle wertvollen Bestandteile der ursprünglichen Pflanze fehlen. Die raffiniert reine Saccharose enthält also nur noch »leere« Kalorien ohne Nährwert. Um die notwendigen Stoffwechselprozesse durchführen zu können, benötigt der Körper aber diese fehlenden Nährstoffe und muß deshalb sowohl Mineralstoffe wie auch Vitamine aus seiner gespeicherten Reserve oder aus gleichzeitig aufgenommenen Nahrungsmitteln herausholen. Wie auch beim Verzehr von raffiniertem Auszugsmehl (Weißbrot) entsteht ein Verlust am Vitamin-B-Komplex, Calcium und anderen Mineralien. Die Zähne leiden also nicht nur am direkten Zuckerkontakt beim Kauen, sondern auch an der Entkalkung der Zahnsubstanz von innen. Doch nicht nur unser Gebiß ist ein Opfer des übermäßigen Zuckerkonsums. Eine weitere Gefahr des Zuckers ist seine extrem säurebildende und dadurch schwächende Wirkung auf den Körper. Eine Übersäuerung baut nicht nur Mineralstoffe im Körper ab, sondern schafft auch günstige Lebensbedingungen für Bakterien.

**Vitaminverlust und Übersäuerung**

Aus makrobiotischer Sicht wirkt die extreme Yin-Energieladung von Zucker besonders gravierend auf den Körper. Durch übermäßigen Zuckergenuß verliert der Mensch langsam seine ursprüngliche Yang-Energie (Mensch = yang, Pflanze = yin), und die »straffen« Yang-Organe, wie Herz, Nieren, Leber, neigen zu einer übermäßigen Ausdehnung, die ihre Funktion beeinträchtigt. Die Folgen dieser Überdehnung, die meist das Bedürfnis nach Süßem noch verstärken, kennt jeder: Zerstreutheit, Überempfindlichkeit, Gedächtnisschwäche, mangelnde Entschlußkraft oder verstärkte Kontaktarmut. Die schädliche Wirkung von Zucker wird besonders deutlich bei einem weiteren Yang-(kompakt)Organ, der Bauchspeicheldrüse.

Die stark ausdehnende (Yin-)Wirkung von einem Zuviel an Zucker dämpft die Yang-Energie der kompakten Bauchspeicheldrüse und stört dadurch auch die Wirkung des Hormons Insulin, das darin produziert wird. Insulin beeinflußt den Blutzuckerstoffwechsel u. a. dadurch, daß es die Aufnahme von Blutzucker in die einzelnen Körperzellen ermöglicht, wo der Blutzucker dann als Brennstoff für die körperliche Energieerzeugung verbraucht wird. Der ständig übertriebene Zuckerkonsum kann also den Blutzuckerspiegel und damit auch das Energiegleichgewicht des Menschen stören, indem er u. a. den Insulinhaushalt erheblich durcheinanderbringt. Die logischen Schlußfolgerungen aus der Begrifflichkeit von Yin und Yang erfüllen zwar nicht die Forderungen nach »stichhaltigen« Beweisen herkömmlicher Wissenschaft, aber jeder Mensch gewinnt seine Erkenntnisse auf seine Weise. Manchmal lernen wir aus den Ergebnissen wissenschaftlicher Arbeit, manchmal können wir uns aber auch nur auf unsere Erfahrungen verlassen. Sehr vielen Menschen fällt es schwer, den Schritt zur vollständigen Unabhängigkeit von raffiniertem Zucker aus eigener Kraft vorzunehmen, selbst wenn die Gesundheit es dringend verlangt.

**Der Blutzuckerspiegel**

Der Zuckerrückfällige braucht auf jeden Fall noch viel wertvolles Süßes und sollte soviel Getreidemalz (z. B. Reis- oder Gerstenmalz) und Obst zu sich nehmen, wie nötig, um sich konsequent von Zucker fernhalten zu können. Der Malzzucker im Malzextrakt und der Fruchtzukker im Obst lindern die Entzugserscheinungen mit einer viel ausgewogeneren Zuckerqualität, als sie die reine Saccharose hat. Mit der Zeit und etwas Geduld wird sich der Körper dann langsam umstellen und die Ernährungsfehler von Jahrzehnten wieder ausgleichen. Er wird die einfacheren Zuckerarten, wie in Schokolade, Eis, Süßigkeiten und Honig, immer weniger brauchen und stellt sich auf den sich langsamer abbauenden Mehrfachzucker im Getreide, süßen Gemüsen und Eßkastanien (Maronen) ein.

**Mehrfachzucker**

Allmählich gehört die Gier auf Süßes der Vergangenheit an, und der Mensch ist um einen wichtigen Schritt in seiner Gesundheitsstärkung vorangekommen.

Wer den Zucker ganz meiden will, sollte sehr aufmerksam einkaufen, auch im Reformhaus und Naturkostladen. Denn selbst manche sogenannte »Bio-Nahrungsmittel« enthalten Zucker. Unter vielen fremdartigen Namen (Fruktose, Laktose, Maltose, Saccharose) in kleingedruckten Buchstaben inmitten einer langen Anführung von anderen ebenso fragwürdigen Bestandteilen des Produktes kann der Verbraucher mühselig auf den unterschiedlichsten Etiketten Zucker wiederfinden. »Bio-Fans« mögen die ungespritzte Ware gern sehr süß, und obwohl Honig als beliebtes Süßmittel in der allgemeinen Biokost gilt, sind wir vor Überraschungen durch eine zusätzliche Zuckerzugabe nicht sicher.

**Honig**

Honig eignet sich zwar ausgezeichnet als Übergangssüßmittel, weil er intensiver süß schmeckt als das sanftere Getreidemalz, aber wenn wir über längere Zeit sowohl auf Zucker als auch auf Honig verzichtet haben, werden wir bei einem gelegentlichen Genuß davon feststellen, wie unerträglich süß (extrem yin!) beide sind und wie sie auf unseren Körper wirken.

## Salz

Aus alter Geschmacksgewohnheit heraus neigt der Anfänger der Makrobiotik häufig zu einem übermäßigen Salzverbrauch, oft weil er nicht weiß, daß seine Mahlzeit schon Salziges enthält. Viele makrobiotische Speisewürzen enthalten Meersalz. Dabei eignet sich das helle besser als das graue, sollte aber nie am Eßtisch direkt aufs Essen gestreut werden. Salzig schmeckt die natürliche Sojasauce (Shoyu und Tamari), Sojapaste (Miso), Sesamsalz (Gomasio), die Salzpflaume (Umeboshi) sowie ihr Saft (Ume-Essig).

Diese makrobiotischen Speisewürzen enthalten Salz in einer ausgewogenen Mischung mit anderen Zutaten. Sparsam und regelmäßig tragen sie zur Gesundheitsstärkung bei.

**Übermäßiger Salzverbrauch**

Doch der Anfänger der Makrobiotik gießt gern noch zusätzlich Sojasauce auf sein Essen oder gibt seiner Suppe zuviel Miso bei. Löffelweise streut er möglicherweise dann noch zu jeder Mahlzeit Sesamsalz auf den Reis. Zuviel Salz hemmt jedoch die makrobiotische Entwicklung und führt häufig zu Enttäuschungen mit der Makrobiotik, denn Salz schafft als Folge seiner kräftig zusammenziehenden Wirkung (yang) ein ständiges Ungleichgewicht im Körper. Übermäßiges Salzen kann zu Verhärtungen und Versteifungen führen, sowohl körperlich als auch geistig. Zusätzlich verhindert es die Auflösung (yin) und den Abbau der abgelagerten Schlackenstoffe und Fettüberschüsse. Wer sich mit Salz nicht zurückhält, bekommt leicht ein starkes Verlangen nach viel Yin, wie Süßigkeiten, Obst, Bier und sonstigen Flüssigkeiten. Eine weitere Folge ist ein ständiger Hunger, der dazu führen kann, daß man zuviel ißt. Gehen Sie also bitte vorsichtig mit Salz um, besonders, wenn Sie zu hohem Blutdruck neigen.

## Fisch

Obwohl die makrobiotische Ernährung häufig zur vegetarischen Naturkost gezählt wird, sind Makrobioten nicht unbedingt Vegetarier. Eine bescheidene Menge Fisch von guter Qualität, ein- bis dreimal in der Woche, gehört durchaus zur makrobiotischen Kost. Gerade in dem etwas rauheren nord- und mitteleuropäischen Klima sollten wir die kräftigende und wärmende Qualität von Fisch mit seinem leichtverdaulichen und ungesättigten Fett nutzen. Durch die reiche Auswahl an verschiedenen Fischsorten erhalten wir zudem eine interessante nährstoffreiche Abwechslung zur rein vegetarischen Kost. Viele Menschen, besonders Männer, schätzen Fisch als »kräftespendenden Fleischersatz«. Wer also nicht einsehen will, daß man tierisches durch pflanzliches Eiweiß vollständig ersetzen kann, der kann sich durch den Genuß des sehr eiweißreichen Fisches endgültig beruhigen. Darüber hinaus bietet uns der Fisch eine nützliche Nährstoffergänzung zur Pflanzenkost durch seinen reichen Vitamin-$B_{12}$- und -D-Gehalt. Die fetten Fische, wie Makrelen, Sardinen und Lachs, sind die besten Quellen dieser Vitamine. Fettarme Fische, wie Dorsch, Seelachs, Heilbutt und Seezunge, sind zwar leichter verdaulich, trotzdem sollte es gelegentlich eine Abwechslung durch fettreichere Fischsorten geben.

**Eiweiß- und vitaminhaltig**

**Vitamin $B_{12}$**

Heute ist noch umstritten, inwiefern Vitamin $B_{12}$ in pflanzlicher Nahrung vorkommt und ob es sich von dem tierischen $B_{12}$ unterscheidet. Dieses komplizierte Kapitel der Ernährungswissenschaft ist sowohl vom Laien als auch vom Fachmann schwer zu verstehen. Der Mensch braucht sehr wenig Vitamin $B_{12}$. Viele haben eine derart große Reserve gespeichert, daß sie für mehrere Jahre ausreicht. Manche Ernährungsfachleute meinen, daß der menschliche Darm mit einer gesunden Darmflora genügend Vitamin $B_{12}$ produzieren kann. Außerdem holt der Körper einen großen Teil des verbrauchten Vitamin $B_{12}$ durch den Darm wieder zurück.

Eine britische Untersuchung ergab, daß strenge Vegetarier, die auf jegliche tierische Nahrung verzichteten, auch nach 30 Jahren noch keinen Vitamin-$B_{12}$-Mangel aufweisen. Dieser Mangel an Vitamin $B_{12}$ kommt selten vor, es gibt jedoch einige makrobiotisch ernährte Menschen, die einen größeren Bedarf an diesem Vitamin haben, vor allem Kinder, schwangere Frauen und stillende Mütter. Das gilt auch für Menschen, die einen schwachen Darm oder eine intensive Antibiotikabehandlung, die die Darmflora zerstört hat, hinter sich haben.

**Vitamin-$B_{12}$-Quellen**

Früher hielt man Meeresalgen für eine zuverlässige Quelle von Vitamin $B_{12}$, bis eine neue Analysemethode diesen Sachverhalt in Frage stellte. Das gleiche gilt für das Sojaprodukt Tempeh, das in verschiedenen Untersuchungen einmal als $B_{12}$-reich und ein anderes Mal als $B_{12}$-arm erklärt wird. Die fermentierten Produkte wie Miso und Tamari enthalten höchstens Spuren.

Wer also sichergehen will, esse gelegentlich die fettreichen Fische. Eine Alternative für diejenigen, die, aus welchen Gründen auch immer, keinen Fisch essen möchten, ist das Eigelb, das auch viel Vitamin $B_{12}$ enthält. Wer aber eine Krankheit lindern oder einfach gesünder leben möchte, sollte aus makrobiotischer Sicht möglichst selten zum Ei greifen.

Der gelegentliche Genuß von fettreichen Fischsorten hat einen weiteren Vorteil: Neben Vitamin $B_{12}$ enthalten diese Fische auch Vitamin D. Während des Sommers nimmt die Haut das Sonnenlicht auf und stellt damit das

**Vitamin D**

Vitamin D selbst her. Der Körper sammelt eine Reserve an, die aber nicht unbedingt bis zum nächsten Frühjahr reicht. Wer Makrelen, Sardinen oder Lachs ißt, kann auch im Winter seinen Vitamin-D-Bedarf abdecken. Besonders Kinder brauchen Vitamin D, damit das Calcium in die schnellwachsenden Knochen aufgenommen wird. Insgesamt hat jedoch die Erfahrung gezeigt, daß die breite und abwechslungsreiche makrobiotische Kost dem Körper immer alles gibt, was er für seine Gesundheit braucht. Niemand muß seine Küche zu einem Labor umbauen, in dem jede Mahlzeit analytisch ausgewertet wird.

Als Folge der Meldungen über Schwermetallvergiftungen und PCB-Ansammlungen im Fisch ist nicht jeder bereit, tierische Nahrung zu sich zu nehmen. Mancher entschließt sich auch aus moralischen und ethischen Gründen zu diesem Verzicht. Wenn dann tatsächlich Probleme auftreten, so wird man diese am häufigsten bei Kindern feststellen können. Ihre Eltern haben vermutlich schon früher viel tierische Nahrung gegessen, so daß sie sich zunächst nicht mit der Vitamin-$B_{12}$-Frage zu beschäftigen brauchten. Ihre Kinder haben diese Vitamin-$B_{12}$-Reserve jedoch noch nicht ansammeln können und sind somit mehr auf Vitamin-$B_{12}$-haltige Nahrung angewiesen. Wer eine rein pflanzliche Nahrung ißt, sollte jedenfalls darauf achten, daß die beiden Vitamine $B_{12}$ und D ausreichend in der Kost vorhanden sind. Noch ein möglicher Vorteil der Ernährung mit Fisch: Vor einigen Jahren entdeckten Mediziner, daß eine Fettsäure im Fischöl, Omega-3 genannt, vor Herzkrankheiten schützt, weil sie die Ablagerungen vom gesättigten Fett im Körper wirksam abbaut. Diese Nachricht führte zu einem Fisch-Boom, weil der Verbraucher im Fisch (mit dem viel gesünderen ungesättigten Fett) eine vernünftige Alternative zum Fleisch sah. Der häufigste Einwand gegen den Fisch wird aber im Zusammenhang mit der Umweltverseuchung stehen.

**Schadstoffe im Fisch**

Die Nachrichten über die zunehmende Wasserverschmutzung und die daraus folgende Beeinträchtigung der Fischqualität haben manchem den Appetit verdorben. Sowohl Fisch als auch Fleisch und Milchprodukte sind die häufigsten Sammelstellen für Schwermetalle und giftige Chemikalien. Beim Verzehr von tierischer Nahrung ist also immer Vorsicht geboten. Der Fisch nimmt die Belastung über die Wasserpflanzen, Rinder nehmen sie über Pestizide und Schadstoffe aus der Umwelt und im importierten Futtermittel auf. Es ist jedoch ein Irrtum zu behaupten, daß Fisch im allgemeinen zu stark belastet für eine gesunde Kost sei.

**Hochseefisch**

Hochseefische wie Kabeljau, Makrele, Seelachs, Schellfisch, Hering, Wittling und Seehecht weisen im allgemeinen unbedenklich kleine Mengen von Schadstoffen auf. Küstennahe Fischsorten dagegen wie Scholle oder Flunder sind bedeutend mehr belastet, wie auch der Thunfisch. Die Hauptfanggebiete der Hochseefischer liegen heute in polaren Gewässern, im Nordatlantik und bei Kanada, die noch relativ sauber sind.

**Ergänzung und Alternative**

Dabei sollte man nicht vergessen, daß Fisch eine nebensächliche Ergänzung der makrobiotischen Kost darstellt und nur einen Bruchteil der gesamten Ernährung ausmacht. Letzten Endes geht es darum, daß die Schadstoffbelastung im Essen möglichst gering bleibt. Giftfrei ist bekanntlich kaum noch etwas. Bei einem bewußten Fischeinkauf können wir die Belastung gering halten. Die zunehmende Verbrauchernachfrage nach »Bioqualität« hat erreicht, daß es in naher Zukunft Bio-Forellenhöfe geben wird.

Jedenfalls bleibt Fisch eine vernünftige Alternative für das gesellige Beisammensein und auf Reisen.

## Rohkost

Rohes Gemüse gehört zur Makrobiotik und ergänzt die Zubereitungsmethode von leichtem Yin, wie kurz dünsten, dämpfen, blanchieren und Rohes pressen. Rohkost eignet sich besonders für Kinder und Frauen wegen ihres erhöhten Yin-Bedürfnisses. Die leichte Yin-Eigenschaft von Rohkost hilft aber auch Männern, einen Yang-Überschuß von zu viel Fleisch, Käse, Eiern und Salzigem abzubauen. Egal welchem Geschlecht man angehört, wer ein Verlangen nach mehr Frischem, Knackigem und Saftigem verspürt, sollte verstärkt zur Rohkost greifen. Viele Menschen neigen zu mehr Rohkost auf ihrem Speiseplan, wenn es sommerlich warm wird, denn rohes Gemüse kühlt den Körper erfahrungsgemäß leicht ab. Deswegen paßt Rohkost in größeren Mengen nicht zum Speiseplan, wenn der Mensch den Körper bei kalten Klimaverhältnissen lieber aufwärmen will.

**Abkühlende Wirkung**

Zarte Sprossen wie Luzerne (Alfalfa) bescheren einer gekochten Mahlzeit als Garnierung eine ausgleichende frische Qualität. Sie enthalten außerdem reichlich wertvolle Enzyme, Vitamine und Mineralstoffe. Grobe Sprossen aus Sojabohnen und anderen Hülsenfrüchten brauchen eine kurze Dämpfung oder sonstige Wärmebehandlung, um angenehm zu schmecken. Geriebene Möhren und Rettich geben der Mahlzeit nicht nur mehr Frische und Würze, sondern auch mehr Farbe.

Obwohl wertvoll als Ergänzung, bedeutet die Rohkost in der Makrobiotik weniger als in der allgemeinen Vollwerternährung. Kritiker der Makrobiotik behaupten oft, daß die Wärmebehandlung der Nahrung, besonders der Gemüse, zu einem drastischen, ja sogar totalen Verlust an Nährstoffen führt.

**Die Zubereitungsweise**

Untersuchungen der deutschen Verbraucherzentrale bestätigen aber, daß diese Behauptung übertrieben ist. Die Zubereitungsweise spielt eine entscheidende Rolle, weil der Verlust an vitalen Nährstoffen mit der Wassermenge im Kochtopf zusammenhängt. Mit einer kleinen Menge Wasser im Topf läßt sich Gemüse sehr schonend dünsten und dämpfen. Auch die Kochzeit wirkt sich entscheidend auf das Ausmaß des Verlustes aus, denn erst die lange Kochzeit zersetzt einige Nährstoffe in größerem Umfang. Wer also das Gemüse kurz und mit wenig Wasser erhitzt, muß keinen Nährstoffmangel befürchten.

**Die Wärmebehandlung**

Eine wärmende Gemüsesuppe kann den Wärmeverlust des Körpers ausgleichen. Die Wärmeeinwirkung auf die Nahrung setzt den Aufschließungs- und Verdauungsprozeß vorzeitig in Gang und erleichtert dem Körper diese Arbeit. Menschen mit Verdauungsschwierigkeiten können feststellen, daß die Rohkostdiät, obwohl sie vom Zustand des Gemüses her gesehen die natürlichste ist, ihnen auf Dauer wenig bekömmlich ist.

Betrachten wir einmal die überwiegenden Zubereitungsarten der verschiedenen Völker der Welt, können wir leicht eine universale Vorliebe für die Wärmebehandlung der Nahrung erkennen, sogar in tropischen Gebieten. Letzten Endes entscheidet jedoch die eigene Erfahrung.

Die richtige Menge Rohkost sollte jeder für sich selbst herausfinden, wobei man die Signale des eigenen Körpers beachten muß. Neigt man bei einer überwiegenden Nahrung aus Rohkost zu einem Kältegefühl, dann sollte man überlegen, ob das kurze Erhitzen des Gemüses nicht doch sinnvoller wäre.

## Flüssigkeit

**Die richtige Menge**

In bezug auf das Trinken weicht die Makrobiotik von anderen Ernährungslehren ab, die dazu raten, etwa 2–3 Liter pro Tag zu trinken, um die Nieren gut durchzuspülen. Die richtige Flüssigkeitsmenge ist jedoch von Mensch zu Mensch sehr unterschiedlich. Daher ist es auch unmöglich, genaue Angaben darüber zu machen. Wer beispielsweise körperlich viel leistet, muß natürlich mehr trinken als jemand, der tagsüber viel sitzt. Aber auch die Ernährungsweise spielt für das Trinken eine entscheidende Rolle. Besteht z. B. das Frühstück aus belegtem Brot mit Käse oder Wurst, muß man in der Tat mehr trinken, da es sonst sehr trocken wird. Obwohl ein makrobiotisches Frühstück auch eine Brotmahlzeit sein kann, besteht das Frühstück häufig aus einer Gemüsesuppe und weichgekochtem Getreide oder aus Brei, so daß es an Flüssigkeit nicht fehlt. Es ist also nur logisch, daß eine Kost mit einem so hohen Wasseranteil weniger zusätzliche Flüssigkeitszufuhr benötigt. Wer den Körper feinfühlig gemacht hat, wird besonders im Winter bemerken, daß ein Zuviel an Flüssigkeit sich auswirken kann: als häufiges Niesen, Nasenlaufen und Augentränen. Ein guter Hinweis darauf, wieviel man trinken soll, kann die Urinfarbe geben. Ein dunkler Urin deutet eher auf die Notwendigkeit hin, mehr zu trinken, während eine durchsichtige, wasserähnliche Farbe eher zu viel Flüssigkeitsaufnahme anzeigt. Ausgewogen ist Urin, der an die Farbe von hellem Bier erinnert.

**Hoher Wasseranteil makrobiotischer Kost**

Ein penetranter Uringeruch kann unter Umständen bedeuten, daß man mehr trinken sollte. Das sind natürlich Verallgemeinerungen, denn man muß auch Rücksicht auf besondere Umstände nehmen, wie z. B. eine Medikamenteneinnahme, die mehr Trinken erfordern kann. Leider gibt es auch Menschen, die nach der überholten makrobiotischen Devise handeln, »möglichst wenig trinken«. Das ist eine klare Informationslücke, die in Verbindung mit zu viel Salz, auch in Form von Miso, Umeboshipflaumen, Shoyu-Tamari und anderen salzhaltigen Speisewürzen, die Nieren unnütz belasten könnte. Der Sinn der makrobiotischen Lebensweise besteht darin, daß jeder sein eigenes Körpergefühl sensibilisiert und immer weniger der Kopf bestimmt, was man essen und trinken soll. Immer mehr wird der Körper selbst entscheiden, was angemessen ist, und zwar durch klare Signale, die man nicht übersehen kann. Zum Schluß kann man wie der Zen-Mönch handeln, der auf die Frage nach seinem Weg zum Lebensglück ganz selbstverständlich antwortet: Wenn ich Hunger habe, esse ich, wenn ich Durst habe, trinke ich, und wenn ich müde bin, ruhe ich mich aus.

**Den Urin prüfen**

Eine weitere Hilfe gegen Durst mag der Ausspruch Gandhis sein: »Du sollst dein Essen trinken können und dein Getränk essen!« Das große »Geheimrezept« gegen Durst ist also: »Vernünftig kauen!«

**Gründliches Kauen**

Das Kauen kann den entscheidenden Unterschied zwischen Lust und Unlust bei einer Vollgetreideernährung ausmachen. Gründliches Kauen zerkleinert das Essen bis zum flüssigen Zustand und erleichtert die weitere Verarbeitung im Magen und im Darm, denn die Natur hat es so vorgesehen, daß die Enzyme im Speichel zuerst auf die Kohlenhydrate im Getreide und Gemüse wirken sollen, damit die Verdauung im Darm vollkommen wird. Zudem kann intensives Kauen auch eine innere Ruhe bei Leuten bewirken, die sonst hektisch und schnell essen. Wenn man vergißt, ausreichend zu kauen, kann das unmittelbar zu

Blähungen und einem Schweregefühl im Magen führen. Es mag der Eindruck entstehen, daß diese neue Vollwertkost schwer verdaulich sei, denn die hochraffinierte und faserarme Nahrung der modernen Gesellschaft verlangt keine besondere Leistung des Verdauungssystems. Diese Enttäuschung können Sie sich leicht ersparen, indem Sie gerade beim Einstieg in die makrobiotische Ernährungsweise lieber etwas mehr kauen (30- bis 50mal). »Gut gekaut ist halb verdaut!« sagt der Volksmund. In diesem Sinne bitte ich Sie: »Finden Sie Spaß am Kauen, und trainieren Sie Ihre Kiefermuskeln!« Sie werden bald spüren, wie Sie damit auch Ihren Kopf klären und mehr »Spaß am Leben« entdecken.

4. Kapitel

# Die Umstellung auf makrobiotische Kost

## Hilfen für den Beginn

Aller Anfang ist schwer. Um sich Enttäuschungen zu ersparen, sollte man behutsam mit der Makrobiotik beginnen. Es ist eine Illusion, langjährige Ernährungsgewohnheiten von einem auf den anderen Tag umstellen zu können.

**Behutsame Umstellung**

Ganz am Anfang gilt es, die gesundheitsgefährdenden Nahrungsmittel Schritt um Schritt durch gesündere und nährstoffreichere Produkte zu ersetzen. Das kann zum Beispiel die Umstellung von raffinierten Mehlen auf Vollkornprodukte sein oder von der Kartoffel auf Getreide, von Zucker auf Getreidemalz, von Kaffee auf koffeinfreien Getreidekaffee oder Bancha-Tee, von Fleisch und Milch über Joghurt und Kefir mehr und mehr auf Bohnen, Getreide und andere Eiweißlieferanten. So entfällt mit der Zeit eine Belastung Ihres Körpers nach der anderen, und Sie können sich sanft an diese neue Kost gewöhnen und ihren Geschmack und vor allem ihre heilenden Wirkungen genießen. Nicht nur aus der positiven Wirkung der hinzugekommenen Nahrungsmittel, sondern vor allem durch das Wegfallen der gesundheitsgefährdenden oder schwerer verdaulichen Nahrungsmittel können wir die Fortschritte in unserer gesundheitlichen Entwicklung erreichen.

Häufig taucht bei Neulingen die Frage auf, warum in der Makrobiotik so viele japanische Artikel benutzt werden.

Tatsächlich machen die fernöstlichen Lebensmittel nur einen geringen Teil der makrobiotischen Kost aus, und eigentlich können wir sogar vollständig auf sie verzichten. »Makrobiotisch leben«, also ein »Großes Leben« führen, bedeutet, daß wir in Harmonie mit unserer Umgebung einen »Weg der Mitte« anstreben. Wir sollten auch den Großteil unserer Nahrung aus unserer näheren Umgebung beziehen oder zumindest aus Klimaverhältnissen, die unseren entsprechen, weil sie unter denselben energetischen Verhältnissen entstanden sind, unter denen wir Menschen auch leben müssen. Grundsätzlich hält sich die makrobiotische Ernährung an diese Regel. Der Hauptbestandteil der Nahrung ist das Getreide, das wir ausschließlich aus den europäischen Ländern beziehen. Den zweitwichtigsten Bestandteil, das Gemüse, können wir ebenso in jedem einheimischen Bio-Laden oder auf jedem Markt bekommen. Damit sind schon drei Viertel unserer gesamten Ernährung abgedeckt. Aber selbst die anderen Nahrungsmittel wie Hülsenfrüchte, Keime, Samen, Nüsse, Obst oder Fisch müssen nicht aus dem Fernen Osten stammen.

**Nahrung aus der Umgebung**

Ein Grund für das obengenannte Mißverständnis besteht sicher darin, daß die Ernährungsratschläge des Japaners G. Ohsawa, einem der Wegbereiter der Makrobiotik im Westen, viel zu sehr als Dogmen verstanden werden. Doch sowohl er wie alle anderen Verbreiter der Makrobiotik haben immer betont, daß jeder seinen eigenen Weg finden muß, daß es keine starren Regeln geben kann. Irreführend klingen vielleicht für einige die etwas exotischen Namen, besonders bei vielen verschiedenen Sorten von Meeresalgen. Doch selbst diese werden längst in Europa, speziell in Frankreich und Irland gewonnen, jeder kann sie über den einheimischen Naturkostladen beziehen. Ebenso verhält es sich mit der Sojapaste Miso, die auch schon in verschiedenen europäischen Ländern und in den USA hergestellt wird. Trotzdem können gerade die japanischen Produkte der Spitzenqualität mit einer lang-

**Makrobiotik ist undogmatisch**

jährigen Herstellungstradition die Mahlzeiten »spannender« und abwechslungsreicher gestalten, auch wenn sie bestimmt nicht unentbehrlich sind.

**Anfängliche Unsicherheiten**

Gerade beim Einstieg in die Makrobiotik treten häufig noch Zweifel und Unsicherheiten auf. Viele Gerichte und Zubereitungsarten sind ungewohnt, viele Geschmacksrichtungen fremd. Niemand sollte sich durch diese anfänglichen Unsicherheiten frustrieren lassen. Eines ist sicher: Niemand muß bei einer ausgewogenen makrobiotischen Kost irgendwelche Mangelerscheinungen riskieren!

**Kochkurse für Einsteiger**

Wer am Beginn seines makrobiotischen Weges leichter mit seinen Schwierigkeiten fertigwerden möchte, sollte sich um Kontakte mit erfahrenen Makrobioten kümmern, sei es durch Seminare, Fachzeitung oder Kontaktadressenlisten (siehe Anhang). Besonders nützlich und notwendig für den Einsteiger sind Kochkurse, die in fast jeder größeren Stadt angeboten werden. Auch Kochgemeinschaften können den Anfang erleichtern. Man kann sich viel Zeit ersparen, doppelt so schnell lernen und seine Probleme austauschen, wenn man sich mit anderen beim Kochen abwechselt. Niemand braucht durch die Makrobiotik zum Einzelgänger zu werden.

**Störungen bei der Umstellung**

Gerade die Menschen, die von der gewohnten »gutbürgerlichen« Küche zur makrobiotischen Kost überwechseln, können am Anfang größere Schwierigkeiten bekommen. Sie haben im Laufe der Jahre und bei unzähligen Mahlzeiten viel Fleisch, Milch, Zucker, Kartoffeln und andere fragwürdige Lebensmittel zu sich genommen. Dabei haben sich tiefe und verhärtete Ablagerungen und Fettüberschüsse im und am ganzen Körper angesammelt. Durch die Ernährungsumstellung können nun Entschlackungs- und Entgiftungsprozesse eingeleitet werden, die Folgeerscheinungen mit sich führen können. Hautausschläge, Erkältungen oder vorübergehende Nieren- und Kopfschmerzen weisen darauf hin, daß der Körper an seiner Gesundung arbeitet.

**Folgen radikaler Umstellung**

Besonders Menschen, die aus akuten Krankheitsgründen ihre Ernährung sehr plötzlich und radikal umstellen, werden sich mit diesen Folgen auseinandersetzen müssen. Doch sie sollten sich dadurch nicht entmutigen lassen, denn es ist völlig normal, daß am Anfang der Umstellung leichte Gemütsschwankungen und Zweifel auftreten können. Wer sichergehen will, sollte den Ratschlag eines erfahrenen Makrobioten einholen oder sich eine gezielte Ernährungsberatung geben lassen. Weitere Störungen, die kurzfristig bei der Umstellung auftreten können, sind verstärkte Menstruationsbeschwerden oder Schwierigkeiten im Verdauungssystem, wie Verstopfungen oder Blähungen. Letztere sind jedoch häufig durch schlechtes, hastiges Kauen verursacht. Die Schwierigkeiten, die bei der Umstellung auf die gesündere und entschlackende Kost auftreten können, sind in den meisten Fällen nur vorübergehend. Sie zeigen an, daß man auf dem richtigen Weg ist.

Auch eventuelle Entzugserscheinungen, wie ich sie schon in den Kapiteln über Fleisch, Milch, Fisch und Zucker angesprochen habe, werden Ihnen nach einer Weile nur noch eine Erinnerung sein. Ein Teil der makrobiotischen Erfahrung besteht darin, daß der Einsteiger darüber liest oder davon hört und dann ein mehr oder weniger gutes theoretisches Verständnis besitzt. Mit dem richtigen Einstieg kommen die ersten wertvollen praktischen Erfahrungen, die natürlich eine ganz andere Dimension bedeuten. Nach einem vorher nur abstrakten Begriff von Energie in der Nahrung erlebt man nun die Veränderungen am eigenen Körper. Dabei entwickelt sich ein unverkennbar harmonisches Gefühl, das einen völlig neuen Zugang zu den eigenen Bedürfnissen ermöglicht. Um aber wirklich zu begreifen, was er hier entdeckt hat, braucht der Anfänger eine Vergleichsmöglichkeit, einen Kontrast.

**Vergleichende Erfahrung**

Ein Eingeborener in der Südsee weiß nichts mit dem

Begriff »Sommer« anzufangen, weil er nur den Sommer kennt. Er kann den Begriff »Sommer« erst dann begreifen, wenn er den Winter als Gegensatz erlebt. Wie soll man verstehen, was »schwer« ist, wenn man nicht etwas »Leichtes« als Gegensatz hat. Der Mann kann am sinnvollsten beschrieben werden, wenn die Frau als Kontrast in der Vorstellung vorkommt. Yang existiert also nur im Zusammenhang mit Yin. Folglich wird der Mensch erst dann wirklich makrobiotisch leben können, wenn er auch die Nicht-Makrobiotik versteht. Es reicht dabei nicht aus, sich auf seine Erinnerung zu stützen. Gelegentliche Begegnungen mit nicht-makrobiotischer Kost können helfen, das Wissen um die Makrobiotik zu verinnerlichen. Der Geschmack von einem Steak oder Kuchen wird nicht mehr unbedingt der sein, den man in Erinnerung hat. Vielleicht ist es sogar im Magen, im Darm und vielleicht auch im Kopf zu spüren, daß der ehemalige Genuß jetzt gar nicht mehr guttut und ganz im Gegenteil das Wohlbefinden erheblich verschlechtert. Eigene Erfahrung festigt das Verständnis von der Ernährung und Gesundheit und trägt so zur makrobiotischen Weiterentwicklung bei. Trotzdem brauchen manche die wiederholte Botschaft des Körpers, daß die nostalgischen Genüsse nicht mehr guttun, bevor sie wirklich bereit sind, weiterzukommen. Jeder erkennt aber auf seine Art, was für ihn gut und was für ihn schlecht ist. Die Hauptsache ist, daß er den »makrobiotischen Faden« nicht ganz verliert.

**Essen auf Reisen**

Jeder Makrobiot kennt die Situation, daß er sich unterwegs mit nicht-makrobiotischer Kost begnügen muß. Ich werde oft gefragt, wie ich mich in einem solchen Fall, besonders auf Reisen, verhalte. Zunächst sollte man dankbar sein, überhaupt etwas zu essen zu bekommen, und einsehen, daß sinnvolle Kompromisse relativ gesunden Menschen nicht schaden. Am besten ist es, solche Gelegenheiten auszunutzen, um neue Erfahrungen zu sammeln und dazuzulernen. Denn nach dem sinnvollen Kompromiß läßt sich zu Hause mit einer konsequenten Ernährung alles wieder »ausbügeln«.

Haben Sie nur etwas Geduld und vor allem den Mut, immer wieder mit anderen Makrobioten Ihre Erfahrungen auszutauschen.

Ich kann Ihnen hier keine allgemeingültigen Ratschläge geben. Jeder Mensch hat andere Bedürfnisse, abhängig von den verschiedensten Faktoren, wie dem Gesundheitszustand, den Klimaverhältnissen, der vergangenen Kost, den Verhältnissen am Arbeitsplatz oder in der Familie und vieles mehr. Doch jeder kann die Erfahrung machen, daß sich die Umstellung auf die makrobiotische Ernährung lohnt. Aller Anfang muß nicht schwer sein.

## Wie soll man essen?

Das Thema »Ernährung« wäre unvollständig, ohne einen oft übersehenen Aspekt anzusprechen, nämlich *wie* man essen soll. Schließlich kann die beste Naturkost nur zum positiven Aufbau der Gesundheit beitragen, wenn sie auf schonende Art in den Magen kommt. Wer unter Aufregung, Streß, in Eile oder im Stehen ißt, verringert deutlich die Wirkung von guter Ernährung. Obwohl das Tischgebet oft nur routinemäßig gesprochen wird, entspricht die ihm zugrundeliegende Erfahrung sehr dem makrobiotischen Geist. Dieses Gebet dient dazu, eine Stimmung herzustellen, in der der Mensch sich in Ruhe auf das Essen einstellen kann. Beim Tischgebet erinnert er sich auch daran, daß das Essen keine Selbstverständlichkeit ist, sondern etwas, für das wir dankbar sein können.

**Sich Zeit nehmen**

Um die Wirkung der makrobiotischen Kost voll zu genießen, sollten Sie diese Abfolge einmal ausprobieren. Setzen Sie sich an den Eßtisch, und schließen Sie die Augen. Dann atmen Sie tief durch und entspannen den

Körper. Denken Sie nun mit Dankbarkeit an alles, was dazu beigetragen hat, daß Sie diese Mahlzeit vor sich haben – an die Pflanzen (eventuell Tiere), ihr Aussehen und ihre Wachstumsbedingungen, an den Bauern, der erntet, und an den Koch, wenn Sie sich nicht selbst versorgt haben.

**Mit Ruhe essen**

Dann öffnen Sie die Augen und fangen an, langsam zu essen und gründlich zu kauen. Sie stellen sich vor, daß das Essen sich in Ihre Lebenskraft verwandelt. Natürlich nimmt dieser Ritus mehr Zeit in Anspruch, aber Sie werden die positive Wirkung auf das Wohlbefinden sehr bald spüren. Doch selbst bei genauer Einhaltung dieser Vorschläge können zu Beginn der makrobiotischen Ernährung auch Probleme auftreten, einfach dadurch, daß man sich viel zuviel Essen zubereitet. Abgesehen von dem größeren Zeitaufwand durch den Verzehr gewaltiger Mengen, belastet dies den Magen derart, daß Verdauungsbeschwerden auftreten können.

**Die richtige Reihenfolge**

Essen Sie in der richtigen Reihenfolge: Am wohlsten werden Sie sich fühlen, wenn Sie die schwereren Gerichte (mehr Yang) wie Getreide, Hülsenfrüchte und Wurzelgemüse hauptsächlich in der ersten Hälfte der Mahlzeit und die leichteren (mehr Yin) wie gedämpfte Blattgemüse, gepreßtes Gemüse oder Rohkost danach essen. Wenn Sie Obst zu der Mahlzeit reichen, stört es im allgemeinen die Verdauung. Besonders schwer verdaulich ist die Mischung Getreide–Obst. Man sollte also Obst eher zwischendurch essen oder mit einer Verzögerung nach der Hauptmahlzeit. Auch der Nachtisch sollte erst mindestens eine halbe Stunde nach dem Hauptgericht verzehrt werden, besser noch eine Stunde später!

## Die Ernährung für Schwangere und Kinder

**Gesunde Mutter – gesundes Kind**

Die sich makrobiotisch ernährende Mutter wird mit besonderem Bewußtsein schon das Werden ihres Kindes erleben. Sie wird sich durch die widersprüchlichen Informationen über die »optimale« Babynahrung nicht verwirren lassen oder sich nur mit dem Weglassen der offensichtlichen Belastungen wie Alkohol und Tabak begnügen. Sie wird vielmehr in der Lage sein, intuitiv für ihr Kind das Beste herauszufinden. Durch ihre ausgewogene und naturbelassene Ernährung bereitet sie dem Kind eine günstige Gesundheitsgrundlage. Erfahrungsgemäß erleben makrobiotisch lebende Frauen die Schwangerschaft harmonischer als andere Frauen. Sie werden weniger von den typischen Schwangerschaftsbeschwerden geplagt. Meine Frau hatte in drei Schwangerschaften weder unter Übelkeit, Anschwellung der Beine oder Gemütsschwankungen zu leiden. Jede Schwangere sollte sich durch ihre Ernährung stärken, um für sich und ihr Kind die besten Voraussetzungen für eine komplikationsfreie Geburt zu schaffen.

**Empfehlenswerte Nahrungsmittel**

Der süße Reis, das süße Gemüse und weichgekochtes Obst mit Kuzu (japanischem Pfeilwurzelmehl) kräftigen beide Körper. Um genügend Eisen im Blut zu haben, sollte sie besonders grünes Blattgemüse, Fisch, gedämpftes Sauerteigbrot und Algen zu sich nehmen. Der Calciumbedarf wird durch Algen, kleine Fische mit Gräten, Gemüse und Nüsse gedeckt. Die Misosuppe gehört zum täglichen Speiseplan, besonders morgens, wenn die Schwangerschaftsübelkeit auftritt. Viele Frauen werden ihre Intuition für das richtige Essen immer mehr entwickeln. Dadurch kann die Schwangerschaft besonders mühelos verlaufen.

Gerstenmalz und Obst können das Verlangen nach Zukker besänftigen. Auch Rohkost und der frische saure Geschmack von Sauerkraut oder Reisessig helfen, die extreme Süße (starkes Yin) zu vermeiden. Manchmal braucht eine Schwangere auch mehr Fett. Mehr Speiseöl (gebratene und fritierte Gerichte), Kerne, Nüsse, Tahin (Sesammus), Nußmus und fetter Fisch können dieses Bedürfnis befriedigen. Gegen das Fleischbedürfnis helfen Fisch oder eiweißreiche Produkte: Sojaquark (Tofu), Weizenfleisch (Seitan) und Tempeh. Durch die verwandte, aber qualitätsmäßig bessere Nahrung fällt es einer Frau leichter, auch bei stärkeren Gelüsten intuitiv vernünftig zu handeln. Auf jeden Fall sollten Schwangere vermehrt eine abwechslungsreiche makrobiotische Kost essen.

**Nach der Geburt**

Nach der Geburt gibt zunächst die Muttermilch dem Kind die natürlichste Nahrung. Wer sich makrobiotisch ernährt hat, wird fast immer mit der Muttermilchmenge und deren Qualität zufrieden sein können. Nach der Geburt ist es für die Frau sinnvoll, eine besonders reichhaltige Kost zu sich zu nehmen, um für eine noch bessere Muttermilch zu sorgen. Beim Stillen wird der Zusammenhang zwischen der Nahrung der Mutter und ihrer Blutqualität sehr deutlich, denn die Milch entsteht aus dem Blut der Mutter, und Änderungen in der Kost der Mutter können zu Verdauungs- und Hautreaktionen beim Säugling führen. Mal verursachen Kohl oder rohe Zwiebeln Blähungen, mal endet ein übertriebener Erdbeergenuß mit kleinen roten Pickeln, mal spuckt das Baby die Milch wieder aus, wenn die Mutter zu viel Salatgurke gegessen hat. Die Ursachen von Störungen lassen sich meist schnell erkennen, wenn die Mutter an die Beziehung zwischen Kost und Milch denkt.

**Kost fürs Stillen**

Wenn eine Frau sich durch die Strapazen und Herausforderungen der Geburt geschwächt fühlt, kann sie sich mit einer Suppe aus Tofu, Mais und Fisch stärken. Meistens brauchen Frauen mehr Mineralstoffe, die sich besonders in dem Algengericht Shiokombu und dem langgekochten Wurzelgemüsegericht Kinpira finden. Falls die Muttermilch stockt, erhöht sich der Fluß wieder durch süßen Reis oder Mochis (gestampfter süßer Reis), eine Misosuppe mit Vollkornnudeln, Haferflockenbrei mit Rosinen und Reismilch. Dagegen wirken sich gesüßte Kräutertees wie Salbei und Thymian negativ auf die Milchproduktion aus.

**Ernährung des Kleinkindes**

Im ersten halben Jahr reicht die Muttermilch in den meisten Fällen vollkommen als Nahrung für den Säugling aus. Manche Babys zeigen aber schon vom dritten bis vierten Monat an eine rege Anteilnahme am Essen. Unsere Töchter hatten an vielen Nahrungsmitteln der Erwachsenen Interesse. Eine Tochter wollte besonders gerne Eiweißprodukte wie Tofu essen, eine andere Gemüsepüree oder Obstmus.

Nach ein paar Monaten werden die Eltern Erfahrung darin gewinnen, wie dem Kind die verschiedenen Nahrungsmittel bekommen. Unsere Töchter aßen schon mit sieben bis acht Monaten eine bunte Auswahl von makrobiotischer Nahrung. Wir konnten ihnen eine leichte Misosuppe, gekochten und gesüßten Gemüsebrei, Nudeln, weichgekochte Möhren, Obstmus und auch Fisch geben.

In diesem Alter treten die ersten Herausforderungen durch Menschen aus der Umgebung auf. Besorgte Verwandte, Freunde und Nachbarn glauben, es besser zu wissen: »Aber Kuhmilch muß doch sein!« »Das Kind kann ohne tierisches Eiweiß nicht wachsen.« Die Erfahrung zeigt, daß, wenn wir den besorgten Zweiflern erklärten, warum wir unsere Kinder makrobiotisch ernähren, uns reges Interesse und viel Verständnis entgegengebracht wurde.

Tatsächlich haben Kinder besondere Bedürfnisse. Verglichen mit Erwachsenen brauchen sie mehr Eiweiß, Fett, Vitamine und Mineralstoffe. Eine breite und ausgeglichene makrobiotische Kinderkost liefert diese erhöhten Mengen von Nährstoffen und dient als Vorbeugung gegen eventuelle Mängel. Die Vitamine $B_{12}$ und D sollten besonders berücksichtigt werden, weil sie bei einseitiger Ernährung zu wenig vorkommen können (siehe Kapitel »Fisch«). Deshalb haben wir unseren Kindern zwei- bis dreimal in der Woche Fisch gegeben, darunter oft die fetteren Sorten wie Makrele, Sardinen, Hering und Lachs. Unsere Töchter mögen auch gern ab und zu Pfannkuchen mit »Bio-Eiern« zubereitet, die auch viel Vitamin $B_{12}$ und D enthalten. Kinder müssen diese beiden Vitamine deshalb verstärkt zu sich nehmen, weil sie im Gegensatz zu ihren Eltern nicht so viele Jahre mit einem Überkonsum der tierischen Produkte hinter sich haben.

**Bedürfnisse des Kindes**

Während Eier nicht in eine gesundheitsfördernde Kost bei Krankheiten passen, gehören sie als gelegentliche Ergänzung ohne weiteres zur breiten Makrobiotik, besonders bei Kindern. Wer unserem Rat nicht folgen will, der sollte jedenfalls auf andere Weise bewußt dafür sorgen, daß das Kind ausreichend Vitamin $B_{12}$ und D bekommt.

Da der wachsende Körper ein erhöhtes Calciumbedürfnis hat, ist auch hier bei Kindern Vorsicht geboten. Obwohl Molkereiprodukte die herkömmliche Calciumquelle sind, gibt es vernünftigere Alternativen (siehe Kapitel »Milch«). Sehr gute pflanzliche Calciumquellen sind zum Beispiel: Meeresalgen, grünes Blattgemüse, Mandeln, Sonnenblumenkerne und manche Hülsenfrüchte wie Kichererbsen und das immer bei Kindern beliebte Sojaprodukt Tofu. Im Frühjahr bekommen unsere Kinder grünen Gemüsesaft (hoher Calciumgehalt). Darüber hinaus findet man Calcium im Fisch, besonders, wenn die Gräten mitgegessen werden (wie bei Sardinen). Grundsätzlich müssen Kinder bis etwa zum vierten Lebensjahr eine reichhaltigere Nahrung als Erwachsene essen, insbesondere mehr Speiseöl (am besten täglich). Nach unserer Erfahrung zu urteilen, vertragen Kinder das übliche makrobiotische Essen sehr gut, es schützt sie zudem wirksam vor den üblichen Gesundheitsbeschwerden wie Schnupfen, Magenstörungen und Mittelohrentzündungen. Verglichen mit anderen Kindern sind sie viel seltener allergisch. Natürlich gibt es unter Kindern auch individuelle Unterschiede – manche brauchen mehr, manche brauchen weniger Salz, Fisch oder Öl. Es kann sogar vorkommen, daß sich der Kinderbauch durch Überbelastung des Darms aufbläht, weil das Kind zu faserreich ißt (zu viel Getreide oder Brot). Besonders kleine Kinder sollten weniger Faserstoffe als Erwachsene bekommen. Der Brottrunk, verdünnt und mit Malz gesüßt, kann dabei Erleichterung schaffen, denn die saure und süße Flüssigkeit löst den Stau wieder auf. Kinder brauchen häufig mehr Süße im Essen und finden immer Wege dazu, auch wenn die Eltern es aus Unwissen verhindern wollen. Das strenge Verbot von allen süßen Dingen hat keinen Sinn, denn es führt nur zur Frustration und einem verkrampften Verhältnis zum Süßen.

**Süßes für Kinder**

Regelmäßiges gesundes Süßes beugt der Flucht zu schädlichen Süßigkeiten vor. Das fängt schon bei Getreidemalz mit gesüßtem Morgenbrei an und kann beim Obstnachtisch am Abend enden. Unsere Töchter können zu jeder Zeit bei uns geschenkte Zuckerbonbons gegen Reismalzbonbons eintauschen. Sie haben auch entdeckt, daß sich Sojamilch zu einem leckeren »Eis« verwandeln läßt und zeigen kein Interesse an stark chemisiertem Eis aus dem Supermarkt. Bei Kindern, die schon den herkömmlich gezuckerten Genußmitteln verfallen sind, läßt sich das Thema »Süß« nicht so leicht lösen. Meistens ergibt sich aber eine Lösung, wenn die Familienmitglieder ein gutes Verhältnis zueinander haben und bereit sind, Kompromisse zu schließen. Obwohl ein Verzicht auf Zucker das beste wäre, sollten die Eltern nicht vergessen, daß ein relativ gesundes Kind bescheidene Mengen Zucker verkraften kann, wenn die tägliche Ernährung ansonsten stimmt. Auch aus der Sicht von Yin und Yang bestätigt sich der Bedarf nach Süßem, denn Kinder sind klein, kompakt und sehr aktiv, alles Yang-Eigenschaften. Sie brauchen also ständig eine ausgewogene Yin-Qualität in ihrem Essen.

Unsere Erfahrung lehrt, daß Kinder den Eltern weniger

erzieherische Probleme bereiten, wenn sie eine überwiegend ausgewogene Ernährung bekommen. Verschiedene Untersuchungen und Versuche bestätigen das. Zusätze in u. a. Wurst und Cola können z. B. zu Verhaltensstörungen führen. Dr. Ben Feingold, Kinderpsychiater in Los Angeles, hat in den siebziger Jahren die Verbindung zwischen Ernährung und Kinderverhalten deutlich bestätigt, als er schwererziehbare Kinder auf eine allgemeine Naturkost ohne Zucker und chemische Zusätze setzte. Mit keiner anderen Therapie als dieser Ernährungsumstellung erzielte er nachweislich einen 85%igen Erfolg bei der Wiedereingliederung dieser Kinder in die Schule. Diesen Versuch unternahm der Psychiater nicht deswegen, weil er die Ernährung als alleinbestimmend hervorheben wollte, sondern um auf die vergessene Rolle der Nahrung im geistigen Gleichgewicht hinzuweisen (ein sehr makrobiotisches Motiv).

**Verhaltensstörungen**

Wie schon am Anfang erwähnt, sind sich natürlich auch die Makrobioten der vielen anderen wichtigen Faktoren der Kindererziehung bewußt. Dazu gehört z. B. die gemeinsame Betrachtung der Natur und ihrer natürlichen Rhythmen, um die Kinder die enge Verflochtenheit des Menschen mit der Natur begreifen zu lassen. Gerade Kinder werden bei entsprechenden Anregungen schnell begreifen, wie sich überall die Welt von Yin und Yang widerspiegelt, in jeder Phase, in jedem Tagesablauf, aber auch in jedem Gericht und in jeder Art des Verhaltens.

**Kindererziehung**

Für meine Frau und mich sind unsere Töchter nicht nur »zu erziehende Kinder«, sondern eher »kleine Erwachsene«, die wir achten und deren Wünsche wir respektieren. Sie haben ein Recht darauf, Entscheidungen, die die Familie betreffen, mit uns zu fällen, gleich ob es um Verreisen, Umziehen, Einkaufen, das gemeinsame Spielen oder anderes geht. Besonders wichtig ist es uns, daß unsere Kinder lernen, offen, ehrlich und aufmerksam auf andere Menschen zuzugehen, um in harmonischen Beziehungen leben zu können. Dies soll aber kein Buch über eine verantwortungsbewußte und respektvolle Kindererziehung sein. Letztlich hängt das Schreien des Säuglings ebenso wie das Maulen des Kleinkindes zum großen Teil mit dem Bedürfnis nach gut schmeckender Nahrung zusammen, und jede Mutter hat die Möglichkeit, ihrem Kind durch die makrobiotische Ernährung einen noch besseren Start ins Leben zu ermöglichen.

## Fasten

Immer mehr Menschen sehen im Fasten ein Wundermittel, um mit einer Radikalkur ihre Fettpolster abzubauen.

**Nebenwirkungen**

Fasten ist »in«, doch so, wie es häufig praktiziert wird, kann es leider auch gesundheitsschädlich sein, weil die Entschlackungsprozesse bei Übertreibung aggressiv auf die Organe wirken können. Darüber hinaus ist das Fasten als Maßnahme gegen Übergewicht meistens frustrierend.

Dies zeigt auch eine in den achtziger Jahren veröffentlichte Studie aus den USA: In den siebziger Jahren hatten sich »Gewichtsbesorgte« vorgenommen, durch regelmäßigen Nahrungsverzicht und Radikaldiäten ihre überflüssigen Pfunde abzubauen. Das Ergebnis war, daß ganze 2% ihr Ziel erreichten, 98% jedoch mit ihrem Vorhaben recht kläglich scheiterten. Alle Diäten und andere Hungermethoden waren also umsonst gewesen. Diese Menschen hätten lieber an die Ganzheit denken, ihre gesamte Lebens- und Ernährungsweise betrachten sollen, als sich diesen einseitigen Nahrungsentzügen auszusetzen.

**»Sanftes« Fasten**

Die Makrobiotik bemüht sich, diese einheitliche Betrachtungsweise auf alle Lebensbereiche zu beziehen, besonders in ihren Ernährungsvorschlägen. Makrobiotische Kost ist so ausgeglichen und kann so individuell zusammengestellt werden, daß sie je nach Lust sogar zu einer Art »sanftem Fasten« werden kann. Statt dem Körper radikal die Nahrung zu entziehen, wie es bei Fastenkuren und Diäten üblich ist, gibt es eine äußerst leichtverdauliche Kost, die wenig Arbeit zur Aufschließung benötigt, wie z. B. gekochtes oder leicht gedünstetes Gemüse, gerösteter Sesam, eventuell auch Misosuppe und anderes mehr. Der Übergewichtige kann sich satt essen und trotzdem abnehmen. Denn die »Dickmacher« wie Molkereiprodukte, fettes Fleisch, Zucker und Auszugsmehle fallen weg, während die Vollgetreide- und Gemüsekost diesen Fettentzug auf gesunde Art vollständig ausgleicht. Wer diese sanfte Art des Fastens noch etwas intensivieren will, der sollte eine abgeschwächte Form des Nahrungsverzichtes ausprobieren. Ich meine die sogenannte Reis- oder Ohsawa-Diät, bei der das Vollgetreide für einige Tage 80–100% der Kost ausmachen kann. Der Übergewichtige nimmt dabei ab, erspart sich aber einen radikalen Umschwung. Gerade Menschen mit einer angeschlagenen Gesundheit, was bei Übergewicht erwiesenermaßen häufig vorkommt, sollten beim Fasten besonders vorsichtig sein. Für sie können die dabei auftretenden Schwächeanfälle, Herzrhythmusstörungen und sonstigen Folgeerscheinungen noch gefährlicher werden.

**»Reis-Diät«**

Der Japaner Ohsawa, der die Makrobiotik im Westen verbreitete, ist oft dahingehend mißverstanden worden, daß nach einer Zeit mit makrobiotischer Ernährung eine vollständige Umstellung auf Getreide erreicht werden könnte. Tatsächlich empfahl Ohsawa diese Diät nur für einige Tage, in Einzelfällen höchstens zwei bis drei Wochen.

**Abends »fasten«**

Die allerbeste Art des Fastens besteht jedoch einfach darin, daß man nach dem Abendessen nichts mehr zu sich nimmt, damit der Körper (insbesondere Leber und Darm) während der Nacht, auch in der Verdauung, seine nötige Ruhepause bekommt. Probieren Sie auch einmal, das Abendessen wegzulassen. Sie werden feststellen, daß Sie am nächsten Morgen besonders munter aufwachen.

5. Kapitel

# Die makrobiotische Ernährung

## Die Zusammensetzung der Kost

Es gibt keine festen und allgemeingültigen Vorstellungen in der Makrobiotik, sondern nur empfohlene Prinzipien aus den Erfahrungen und Erkenntnissen vieler Makrobioten, die eine Anregung zur sinnvollen Auswahl unserer Kost darstellen sollen. Das Ziel sollte dabei sein, eine möglichst flexible Haltung gegenüber der eigenen Ernährung zu erlangen, die die allgemeinen Ratschläge für eine ausgewogene Ernährung berücksichtigt, Ratschläge, die immer häufiger auch von Ernährungswissenschaftlern und Medizinern verbreitet werden.

Jeder Mensch, der sich um Markrobiotik bemüht, wird seine Kost unterschiedlich gestalten, doch es wird bei allen eine gemeinsame Grundlage und Struktur erkennbar bleiben.

**Abwechslung und Vielfalt**

Selbst wenn wir alle für unsere Gesundheit sehr fragwürdigen ehemaligen Genußmittel aus unserer Ernährung streichen, so bleibt uns durch die makrobiotische Küche eine so große Abwechslung und Vielfalt, daß sie die herkömmliche Küche noch übertrifft.

Getreide, Gemüse, Hülsenfrüchte, Algen, Samen, Nüsse, Obst, Fisch und Unzähliges mehr lassen sich auf die unterschiedlichste Art und Weise und mit den verschiedensten wohlschmeckenden Speisewürzen zubereiten.

Nun folgt ein kurzer Überblick über die wichtigsten

Nahrungsmittel der Makrobiotik. Es gibt schon mehrere Bücher allein über Getreidesorten oder Algen, die ausführlicher sind, als dieses Buch es sein kann. Hier geht es nur darum, die am häufigsten verwendeten Produkte zu nennen.

## Getreide

**Früher und heute**

Getreide steht im Mittelpunkt der makrobiotischen Ernährung. Es wird deshalb bevorzugt, weil es einen sehr hohen Nährgehalt aufweist. So bewirkt z. B. der Mehrfachzucker im Vollgetreide eine gleichmäßige Energiezufuhr für den Körper, was eine dauerhafte Leistungsfähigkeit begünstigen kann. Zudem hat Getreide eine sehr ausgewogene, harmonisierende Wirkung. Über Jahrhunderte die Hauptnahrung der Menschen, verlor das Getreide bei uns erst seit dem Industriezeitalter seine Bedeutung.

Die Einführung der Kartoffel im 18. Jahrhundert verringerte den europäischen Getreideverbrauch, während der Anteil der Fleischwaren und Molkereiprodukte ständig zunahm. Die Lebensmittelverarbeitung entwickelte neue Techniken zur Raffinierung des Getreidekorns und ermöglichte allen den Zugang zu minderwertigen Produkten wie Weißbrot (an Stelle von Schwarzbrot). Die Wiederentdeckung von Vollkornbrot hat zum Glück in den letzten Jahren die Begeisterung für solche denaturierten Nahrungsmittel gedämpft. Ein Blick auf die Speisekarte in einer Gaststätte zeigt jedoch, daß Vollgetreide hier noch eine Seltenheit ist.

**Naturreis**

*Der Naturreis* ist die beliebteste Getreidesorte in der Makrobiotik. Er schmeckt vielen hervorragend, besonders wenn er gut gekaut wird, und läßt sich gut mit anderen Getreidesorten kombinieren. Der kleine, kompakte Rundkornreis eignet sich vorzüglich als Grundnahrung für das mitteleuropäische Klima.

Eine weitere leckere Variante ist der süße Naturreis, der besonders gut sättigt und kräftigt. Er kann mit anderen Getreiden kombiniert als Morgenbrei genossen werden. Wer zunehmen will, sollte öfter Mochis (gestampfter, süßer Reis) als Beilage zur Mahlzeit essen.

**Hafer**

*Hafer* wird gern zum Frühstück gegessen, nicht nur als Haferflocken, sondern auch als Ganzhafer. Nur braucht Hafer als Ganzkorn ein bis zwei Stunden Kochzeit, während Haferflocken sich schneller zubereiten lassen. Viele Kinder bevorzugen morgens einen Haferflockenbrei, der mit Getreidemalz oder Rosinen gesüßt und mit gerösteten Nüssen garniert ist. Da der Hafer verhältnismäßig reich an Fett ist, genießen ihn besonders diejenigen, die ein wenig an Gewicht zunehmen wollen oder das Gefühl haben, etwas Kräftiges zu brauchen. Besonders im Winter schätzen wir ihn wegen seiner wärmenden Wirkung.

**Weizen**

*Weizen* haben die Europäer schon seit jeher gemahlen und zu Brot verbacken. Er ist allerdings schwerer verdaulich als anderes Getreide. Er wird durch die Verarbeitung zu Sauerteigbrot bekömmlicher gemacht. Vollkornteigwaren aus Weizen, die vor allem Kinder gern essen, haben eine »leichtere« Qualität als das ganze Korn. Andere Weizenprodukte sind Couscous und Bulghur. Ganzkornweizen sollte zum Verzehr auf jeden Fall über Nacht eingeweicht und gut gekocht werden.

**Dinkel**

Auch *Dinkel* gehört zu den ursprünglichen Getreiden in Europa. Er ist neben dem Buchweizen eines der Getreide, das bei künstlicher Düngung keine besseren Erträge bringt. Dadurch ist sein Marktwert geringer als der anderer Getreidesorten. Schon vor 800 Jahren schrieb die Benediktiner Äbtissin Hildegard von Bingen, »die heilige

Hildegard«, über die heilende Kraft der Ernährung. Sie pries neben Hafer und Gerste besonders Dinkel als gesundheitsfördernd. Die sogenannte »Hildegard-Medizin« erlebt zur Zeit ein wieder erwachtes Interesse und ist den makrobiotischen Vorschlägen recht ähnlich.

**Gerste**

*Gerste* kann bei der Entschlackung und dem Fettabbau im Körper mitwirken. Wer sich »leichter« fühlen möchte, der ist gut beraten, regelmäßig Gerste zu essen. Manche mögen die Gerste nicht, weil sie lange an einem etwas zähen Korn »herumkauen« müssen. Mit einer Spitzenqualität von Gerste oder mit Reis zusammen gekocht bei einer ausreichenden Kochzeit findet jeder Getreidegenießer daran Geschmack und baut sie in seinen wöchentlichen Speiseplan mit ein.

**Hirse**

*Hirse* gehört zu den wichtigsten Getreidesorten einer makrobiotischen Kost. Die gelben Hirse-Kügelchen lassen sich durch ihre kleine, runde und kompakte Form als eindeutig yang erkennen. Ihre Wirkung tut jedem gut, u. a. weil Hirse basisch auf das Blut wirkt. Wenn sie richtig zubereitet wird (siehe Rezepte), ist Hirse sehr bekömmlich.

**Buchweizen**

*Buchweizen* besitzt noch mehr »Yang-Kraft« als Hirse und kann einen wärmenden Einfluß auf den Körper haben. Dieses Stammessen der Russen paßt also gut zur kalten Jahreszeit und ist gut für alle, die meinen, sie wären zu yin und bräuchten mehr Yang. Buchweizennudeln, auch Soba genannt, sind noch etwas leichter bekömmlich und passen zu jeder Jahreszeit.

**Roggen**

*Roggen* ist in Nordeuropa besonders verbreitet, weil er besser als andere Getreide im kühlen Norden wächst. Wir essen ihn meistens als Brot (Knäckebrot und Schwarzbrot). Er ist aber schwerer verdaulich als Reis, Hirse oder

Gerste und sollte bei Verdauungsbeschwerden weniger häufig vorkommen.

**Mais**

*Mais* ist größer als andere Getreide, einer der Gründe dafür, daß er am stärksten yin ist. Ein weiterer Grund dafür, daß er am besten im warmen Klima wächst, eine typische Yin-Eigenschaft. Mais paßt besonders gut zur sommerlichen Kost oder zu den yang-geprägten Menschen, die sich eine ausgewogene Yin-Kost zusammenstellen wollen. In Europa kennen wir diese »kolbige« Getreidesorte hauptsächlich als Maisgrill oder Polenta. Viele Kinder »nagen« mit großer Begeisterung an dem ganzen Maiskolben, er ist ebenso wie aus Mais gewonnenes Popcorn eine lustige und wichtige Abwechslung bei den Eßgewohnheiten. Der Zuckermais gilt als Gemüse und kann eine Mahlzeit mit seinem süßen Geschmack und seiner hellgelben Farbe bereichern.

## Gemüse

**Die Bedeutung des Gemüses**

*Gemüse* kommen nach dem Getreide gleich an zweiter Stelle auf dem Speiseplan. Sie liefern uns viele wichtige Vitamine und Mineralstoffe und sorgen außerdem dafür, daß das Blut leicht basisch bleibt. Die Leichtigkeit von Gemüse in einer Mahlzeit kann dazu beitragen, daß die makrobiotische Kost nicht zu schwer im Magen liegt und kein Bedürfnis nach Extrem-Yin-Süße oder Obst und Nachtisch entsteht. Gemüse (eher yin) liefert ein frisches Gegengewicht zum kernigen Getreide (eher yang) und bereichert die Mahlzeit außerdem durch die Vielfalt der zur Verfügung stehenden Sorten und Zubereitungsmöglichkeiten. Eine eventuelle Unzufriedenheit mit der makrobiotischen Ernährung hängt häufig nur mit einem mangelnden Gemüseanteil im Essen zusammen. Biologisch angebautes Gemüse ist dem herkömmlichen natürlich an Qualität überlegen. Aber das frische Gemüse spielt in der täglichen Ernährung eine so wichtige Rolle, daß man lieber Kompromisse beim Einkauf machen sollte, als den Gemüseanteil zu verringern oder verdorbenes, zu lange gelagertes Gemüse zu verzehren.

Weiter sollten wir die verschiedensten Energien der Gemüsesorten bei unserer Zusammenstellung beachten. Innerhalb einer Pflanze hat der Wurzelteil eine yanggeprägtere Energie als das yin-betonte Blattwerk. Eine ausgewogene Kost enthält beide Energien. Gemüsesorten wie Klettenwurzeln, Löwenzahnwurzeln oder Möhren haben eine abwärtsgerichtete und verdichtete Energie, da diese Pflanzen tiefe Wurzeln in der Erde verankern. Die entgegengesetzte Energietendenz, die aufsteigt, die Gemüse zur Wachstumsrichtung nach oben veranlaßt, verkörpert z. B. Brokkoli. Eine ausgeglichene Mahlzeit mit der Gemüsefrucht und ihrem dazugehörigen Blattwerk (Radieschen, Rettich, Möhre, Löwenzahn, Kohlrabi usw.) ist somit vollständig.

**Auswahl und Zubereitung**

Einseitigkeit in der Gemüseauswahl und Zubereitung kann zu Enttäuschungen von makrobiotischer Kost führen. Viele Menschen essen zuviel Wurzelgemüse im Verhältnis zum grünen Blattgemüse. Weil eher biologisches Wurzelgemüse als grünes Blattgemüse das ganze Jahr erhältlich ist, besteht die Versuchung, das Grüne zu vernachlässigen. Eine blasse Gesichtsfarbe kann u. a. diese Art von makrobiotischer Praxis nach außen hin erkennbar machen. Wichtig ist, daß auch die Zubereitung die Qualität einer Mahlzeit beeinflußt. Ein erfahrener Koch wird für viel Abwechslung in der Zubereitung sorgen und eine ständige Wiederholung von gängigen Gemüsegerichten vermeiden. Eine ausgeglichene Kost beinhaltet auf der einen Seite lang gekochte Gemüsegerichte, die einen natürlichen süßen Geschmack und eine dauerhafte Energie geben. Als Ausgleich brauchen wir auf der anderen Seite eine knackige, halbfrische Gemüsequalität durch Gerichte mit z. B. kurz gedünstetem, blanchiertem oder roh gepreßtem Gemüse. Auch Rohkost gehört ohne weiteres zur makrobiotischen Küche. Wer sich bewußt ernährt, wird das rohe Gemüse (yin) allerdings häufiger in der warmen Jahreszeit, die eine leichtere und eher kühlende Kost erfordert, als im Winter essen. Außerdem gehört etwas sauer vergorenes Gemüse wie Sauerkraut (auch yin) zum täglichen Speiseplan. Die meisten Gemüse eignen sich sehr gut für die makrobiotische Ernährung, einige sind jedoch weniger geeignet. Letztere sollten wir nur gelegentlich essen, bei Krankheiten sogar ganz vermeiden.

**Nicht empfehlenswerte Ernährung**

Dabei geht es vor allem um die Nachtschattengewächse wie Kartoffeln, Tomaten, Paprika und Auberginen, die u. a. extrem yin sind und sich nicht so leicht ausgleichen lassen. Weitere nicht empfehlenswerte Gemüsesorten sind Artischocken, Fenchel, Mangold, rote Beete, Spinat, Spargel und Zucchini.

Wollen wir sie doch verwenden, benutzen wir unseren Kompaß von Yin und Yang und wählen für die Zubereitung einen yang-betonten Kochstil, wie langes Dünsten, Backen, Anbraten oder Würzen besonders mit Yang-Speisewürzen wie der Umeboshi-Salzpflaume und Miso. Ein Beispiel: Tomatensuppe sollte also eine längere Zeit mit Miso gekocht werden, denn sie wird dadurch eine ausgewogenere Zutat z. B. zu Vollkornspaghetti, als es die rohe Tomate in einem Rohkostsalat wäre, die in dieser Zubereitungsform extrem yin bleibt.

## Hülsenfrüchte

Alle *Hülsenfrüchte* eignen sich für die makrobiotische Ernährung. Die wichtigsten für Gesundheitszwecke sind die fettarmen Sorten wie die kleinen roten Azuki-Bohnen, kleine dunkelgrüne Linsen und Kichererbsen. Schwarze Sojabohnen gehören ebenso dazu, brauchen aber etwa fünf Stunden Kochzeit, bis sie weich und gar werden. Weiße Bohnen, Splittererbsen und viele Arten mehr bieten uns eine vielseitige Auswahl zur Deckung unseres Eiweißbedarfes. Gelbe Sojabohnen in ganzer Form sind weniger bekömmlich als in den verarbeiteten Sojaprodukten Tofu, Tempeh und Natto. Die Hülsenfrüchte sollten besonders gründlich gekaut werden, besonders wenn vorher Verdauungsbeschwerden aufgetreten sind. Im Schnitt braucht man im Laufe des Tages etwa ½ bis 1 Tasse Hülsenfrüchte (gekocht). Die richtige Zubereitung kann die Blähungsgefahr verringern, die möglicherweise manchen von den Hülsenfrüchten abgeschreckt hat. Hülsenfrüchte können ruhig für einige Tage auf Vorrat gekocht werden, ihr Nährwert leidet nur unwesentlich darunter.

**Sorten und Verarbeitung**

## Algen

**Quelle für Mineralstoffe**

Meeresalgen sind die beste pflanzliche Quelle für Mineralstoffe, die vor allem bei überwiegend vegetarischer Kost zu kurz kommen können. Die heutigen Ernährungsgewohnheiten betonen meist Lebens- und Genußmittel, die einen Mineralienmangel aufweisen oder sogar die im Körper befindlichen Mineralstoffe abbauen. Hinzu kommt, daß auch bei Landwirtschaftserzeugnissen in diesem Jahrhundert der allgemeine Mineraliengehalt merklich abgenommen hat. Nicht nur makrobiotisch lebende Menschen erkennen in zunehmendem Maße, wie sinnvoll Meeresalgen zum Ausgleich des Mineralhaushaltes sind. Sie liefern u. a. auf billige und unkomplizierte natürliche Art dem Körper Calcium und ermöglichen dadurch u. a. auch eine Unabhängigkeit von den so vielen »unentbehrlich« erscheinenden Molkereiprodukten.

Nach dem Reaktorunfall in Tschernobyl interessieren sich immer mehr Menschen für die entgiftende Wirkung der Algen, denn sie enthalten Alginsäure, die radioaktive

Substanzen und Schwermetalle im Körper bindet und als unlösliche Verbindung aus dem Körper ausscheidet. Außerdem enthalten Meeresalgen eine ganze Reihe von Vitaminen. Für manchen Einsteiger in die Makrobiotik mag es befremdlich wirken, Algen zu essen. Sie stören sich an ihrem ungewohnten Geschmack. Mit den richtigen Speisewürzen kann man jedoch die Meeresalgen so zubereiten, daß sie zum wahren Genuß werden können. Im Rezeptteil gibt Karen einige Zubereitungstips. Der Phantasie sind selbstverständlich auch hier keine Grenzen gesetzt. Manche behalten aber ihre skeptische Haltung den Algen gegenüber, weil sie eine hohe Umweltbelastung befürchten. Wer die fortschreitende Umweltverschmutzung aufmerksam verfolgt, wird sich natürlich Gedanken darüber machen, ob die Meeresgemüse nicht besonders stark belastet seien. Die Luftverschmutzung und der saure Regen haben aber leider dafür gesorgt, daß sich die Schadstoffbelastung der Landgemüse von der der Meeresgemüse nur wenig unterscheidet. Genaugenommen gibt es dieses Problem heutzutage bei allen Lebensmitteln.

**Schadstoffbelastung**

Die in den Naturkostläden erhältlichen Meeresalgen stammen überwiegend aus Japan und Frankreich. Eine umfangreiche Untersuchung im Auftrag der amerikanischen Zeitschrift »East West Journal« stellte 1983 fest, daß die japanischen Algen im internationalen Vergleich ein gutes Ergebnis bei der Schadstoffbelastung haben. Die japanischen Lieferanten für den internationalen Naturkostmarkt, wie Mitoku, Muso und Ohsawa Japan, bemühen sich, möglichst gute Qualität zu verkaufen. Wer billige Algen aus hiesigen Fernost-Läden kauft, kann natürlich nicht so sicher sein, daß diese Algen unbedenklich sind. Die Meeresalgen machen jedenfalls nur einen geringen Teil der makrobiotischen Kost aus. Eine kleine Menge reicht auf dem täglichen Speiseplan, da die Algen vor allem Mineralstoffe in reichlichem Maße enthalten. Ein bißchen Wakame, Kombu oder Nori in der Misosuppe genügen schon, was besonders diejenigen interessieren wird, die einen intensiven Algengeschmack in der Suppe nicht mögen. Gelegentliche Beigaben mit Arame und Iziki, etwa zwei- bis viermal pro Woche, helfen, den Calciumbedarf zu decken, um nur einen wichtigen Aspekt zu nennen. Die allgemeine Empfehlung lautet, etwa 5% der Kost sollte aus Algen bestehen, ein sehr geringer Anteil, verglichen mit dem von Landgemüse, der 30–40% ausmacht. Wer die Algen auch in geringen Mengen noch ungern ißt, kann bei den milderen Sorten einsteigen, wie Arame und Wakame. Oft mögen Anfänger auch Dulse. Außerdem kann man sie angenehm sauer mit Reisessig und scharf mit Meerrettich oder Senf würzen. Mit einer Mischung aus erweiterten Kochkenntnissen und etwas Geduld kann sogar der Algen-Skeptiker dieses neue Geschmackserlebnis schätzen lernen. Und spätestens nach der Umstellungsphase auf die makrobiotische Kost ißt fast jeder Algen mit Genuß und möchte gar nicht mehr auf sie verzichten.

**Algen**

## Samen und Nüsse

Als Ergänzung unserer auf Vollgetreiden und Gemüsen basierenden Ernährung genießen wir kleine Mengen Samen und Nüsse, weil sie, verglichen mit Getreide, viel mehr Fett und Eiweiß enthalten. Samen und Kerne sollten häufiger als Nüsse vorkommen, da Nüsse teilweise zu viel Öl enthalten. Samen und Nüsse sind reich an Calcium und anderen Mineralstoffen, wie auch an Vitaminen, darunter A, B und E. Zur leichten Verdaulichkeit und zur Hervorhebung ihres vollen Geschmacks werden sie entweder trokken in einer Pfanne geröstet oder kurz im Backofen gebakken. Sie sind fertig, wenn sie eine leicht braune oder goldene Färbung haben und einen nußartigen Duft verbreiten. Mit Shoyu oder Tamari gewürzt oder einfach getrocknet, sind sie ein beliebter Snack. Samen können

**Inhaltsstoffe**

**Zubereitung**

auch zu Gewürzen weiterverarbeitet werden, wenn man sie röstet und zermahlt. Dieses Pulver kann dann mit geröstetem Meersalz, gerösteten Algen oder getrockneten Gewürzen gemischt werden und so zu wertvollen Speisewürzen werden, die die makrobiotische Kost zusätzlich interessant und abwechslungsreich gestalten können. Über das Essen gestreut werden uns vielleicht die ganzen Kerne auch immer wieder an das gründliche Kauen erinnern, das besonders am Anfang viel mehr Spaß machen wird, wenn wir etwas zu beißen haben. Für süße Snacks kann man die gerösteten Nüsse und Samen auch mit erhitztem Reismalz oder Gerstenmalz mischen. Das, zusammen mit zerbröckelten Reiswaffeln, ergibt die besonders bei Kindern beliebten »Crunchys«. Da Nüsse und Samen viel Fett enthalten, können sie bei längerer Lagerung ranzig werden. Es ist daher ratsam, beim Einkauf darauf zu achten, daß sie frisch sind. Luftdicht verschlossen, sowie kühl und dunkel gelagert, kann man sie ungefähr ein Jahr aufbewahren.

Wichtig ist es, nach biologisch angebauten Sorten Ausschau zu halten. Die meisten handelsüblichen Nüsse und Samen werden mit künstlichen Düngemitteln gezüchtet und mit Fungiziden und Pestiziden gespritzt. Die Behandlung der Nüsse und Samen beinhaltet manchmal auch den Zusatz von Chemikalien zur längeren Haltbarkeit.

**Sorten**

Es gibt auf dem Markt jede Menge verschiedener Sorten. Wir verwenden hauptsächlich schwarze und helle Sesamsamen, Kürbis- und Sonnenblumenkerne und von den Nüssen Mandeln, Wal-, Erd- und Haselnüsse. Die schweren Sorten wie Para- und Cashewnüsse essen wir selten. Die Samen dagegen sind ein täglicher wertvoller Bestandteil unserer Kost. Besonders Kürbiskerne und Sesamsamen haben es in sich. Sie enthalten fünfmal mehr Eisen als Fleisch und außerdem reichlich Calcium. Sesam stellt die Grundlage von »Tahin« dar, einem feinen nußartigen Mus, aus dem wir Saucen und Aufstriche zubereiten können.

Aus Sesam wird ferner »Gomasio«, eine Mischung aus zerriebenem und geröstetem Sesam und Meersalz, hergestellt, ein beliebtes, höchst nährstoffreiches Würzmittel. Besonders gut schmeckt es, wenn wir es uns selber herstellen. Wer die Ölmenge möglichst gering halten will, wird Sesamsamen und Kürbiskerne vorziehen.

## Obst

Fast alle Menschen lieben frische Früchte, besonders die ernährungsbewußten, die die Süße von Zucker und Honig ablehnen. Obwohl »stärker yin« als Gemüse, gehört Obst (besonders einheimisches) durchaus zur makrobiotischen Kost. Gedünstete und getrocknete Früchte sind mehr yang als rohe und deswegen auch ausgeglichener. Wer aus Gesundheitsgründen zur Makrobiotik kommt, sollte am Anfang sehr mäßig Obst essen und im allgemeinen die rohen, ungekochten Früchte vermeiden. Diese passen, wie Obst generell, sowieso eher im Sommer als im Winter zum Speiseplan.

**Rohe Früchte meiden**

Ein Mißverständnis entwickelt sich manchmal aus einer Verwechslung der allgemeinen makrobiotischen Kost mit einer strengeren Diät im Krankheitsfall. Der Glaube, daß die Makrobiotik Obst grundsätzlich ablehnt, ist leider weit verbreitet. Um diesem oft geäußerten Mißverständnis vorzubeugen, möchte ich hier noch einmal klarstellen, daß der gesunde Mensch ruhig mehrmals in der Woche Früchte genießen kann. Er sollte aber nicht zu oft zu den extrem yin-geprägten tropischen Früchten (wie Bananen) oder Zitrusfrüchten (wie Orangen) greifen. Zur Gesundheitsstärkung kann es jedoch manchmal ratsam sein, selbst die einheimischen Obstsorten zu vermeiden, besonders wenn man Yin-Beschwerden hat. In der Makrobiotik gelten Früchte nur als zusätzliches Nahrungsmittel. Sie sollen uns ab und zu eine willkommene Abwechslung geben.

Verglichen mit Getreide und Gemüse enthält Obst weniger komplexe Kohlenhydrate und Faserstoffe, dafür aber mehr Wasser und besonders den sehr schnell vom Körper aufgenommenen Fruchtzucker, der bei einem Übermaß zu starken Schwankungen im Blutzucker führen kann. Wer Wert auf eine optimale Verdauung legt, sollte möglichst selten Früchte in Verbindung mit Getreide zu sich nehmen, denn es hat sich oft bestätigt, daß beim gleichzeitigen Genuß von Früchten und Getreide ein Schweregefühl im Magen oder sogar Sodbrennen und Blähungen entstehen können. Der gesunde Mensch wird jedoch ohne weiteres gelegentlich Lieblingsnachspeisen wie Apfelstrudel genießen können, wenn er meint, daß sie ihm bekommen. Mit zunehmendem Feingefühl bekommt jeder ein Gespür dafür, welche Nahrungsmittel zusammenpassen und welche man lieber nicht kombinieren sollte. Besonders empfehlenswerte Früchte sind Äpfel und alle Sorten von Beeren, außerdem Aprikosen, Birnen, Kirschen, Pfirsiche, Pflaumen, Trauben (Rosinen) und Wassermelonen.

**Fruchtzucker**

**Empfehlenswerte Früchte**

## Fisch

Fisch gehört ein- bis dreimal pro Woche auf den Speiseplan, als zusätzlicher Eiweiß-, Vitamin- und Fettspender. Eine Fischmahlzeit benötigt keine Hülsenfrüchte.

## Speisewürzen

Speisewürzen verleihen der Kost eine reiche Geschmacksabwechslung, die dafür sorgt, daß die Lust an der Makrobiotik erhalten bleibt. In der makrobiotischen Küche gibt es neben Miso, Shoyu und Tamari noch die Umeboshi-Salzpflaume, Reisessig, Umeboshi-Essig, helles Meersalz, Ingwer, Meerrettich, Wasabi (japanischer Meerrettich),

Kuzu (japanisches Pfeilwurzelmehl), Mirin (Süßreiswein) und Sake (Reiswein). Zusätzlich kann man noch Gomasio (Sesamsalz), Algen-Sesam-Gewürz, Tekka und Shiso-Blätter benutzen.

## Speiseöle

Speiseöl benutzen wir in der allgemeinen makrobiotischen Küche täglich. Sesamöl wird dabei bevorzugt. Es hat einen milden, unaufdringlichen Geschmack. Als Abwechslung kann es auch manchmal Maiskeimöl und Olivenöl geben. Jedes Speiseöl sollten wir sparsam benutzen, damit es in den Gerichten nicht vorherrscht. Bei Krankheiten wie Ekzemen oder Krebs wird oft empfohlen, vorübergehend gar kein Speiseöl zu verwenden.

**Sparsame Verwendung**

## Getränke

Getränke sollten nicht zu yin sein, da Flüssigkeit an sich schon yin ist. Ausgewogene Getränke sind folgende: Bancha-Zweig-Tee, Bancha-Blatt-Tee, geröstete Reis- und Gerstenkörner zu einem Sud gekocht, gutes Quell- und Brunnenwasser, Getreidekaffee (Malzkaffee), Löwenzahntee, Mu-Tee, Zichoriekaffee und neutrale Kräutertees. Gelegentlich trinken wir vielleicht noch den biologischen grünen Tee, Gemüse- oder Obstsäfte, Sojamilch, Bier und Sake (Reiswein), beide vorzugsweise von biologischer Qualität.

Wer das Bedürfnis hat, ab und zu über die makrobiotischen Empfehlungen hinauszugehen und noch einige Nahrungsmittel oder Getränke als gelegentlichen Genuß beibehalten will, mit Freunden auswärts essen möchte oder unterwegs nicht genug Reiseproviant bei sich hat, muß Kompromisse mit der herkömmlichen Kost schließen. Niemand sollte in solchen Ausnahmesituationen ein schlechtes Gewissen haben. Lebensfreude ist eines der Hauptanliegen der Makrobiotik. Wer jedoch aus Gesundheitsgründen makrobiotisch ißt, sollte diesen Anteil an seiner Kost, wenn irgendwie möglich, äußerst gering halten.

**Lebensfreude**

## Praktische Hinweise zum Kochen

**Freude und Kreativität**

Eine positive Einstellung zum Kochen und eine gute Stimmung in der Küche werden sich in jeder Speise widerspiegeln. Kreativität ist auch in der Küche gefragt. Jedes Essen kann ein kleines Abenteuer werden, angereichert durch die verschiedenen Kochstile, Schneidearten, unterschiedliche Farbkombinationen, originelle Beilagen und vieles mehr. Besonders wichtig, gerade für den Anfänger, ist Ordnung in der Küche, damit man sich ungestört auf freien Flächen bewegen kann. Das Abwaschen von gebrauchtem Küchenmaterial zwischendurch gehört ebenso dazu wie der gemeinsame Abwasch nach Beendigung der Mahlzeit.

**Naturbelassenes Kochgeschirr**

Mit der Zeit sollten wir unsere Küche so einrichten, daß wir nur Dinge zum Kochen benutzen, die möglichst naturbelassen sind. Dazu gehört einerseits die Qualität der eingekauften Nahrungsmittel (ungespritzt, ungefärbt, ohne Chemikalien konserviert), andererseits aber auch die Auswahl an Materialien, in denen und mit denen wir kochen. Mit einem gesteigerten Feingefühl werden wir zum Umrühren keine Plastiklöffel, sondern lieber einen aus Holz benutzen, und zum Schmoren und Braten lieber eine gußeiserne Pfanne als eine aus Aluminium. Kochen wir Wasser vom Aluminiumtopf ab und gießen es abgekühlt ins Aquarium, dann sterben die Fische.

Der Anthroposoph Rudolf Hauschka hat in diesem Zusammenhang einige interessante Versuche durchgeführt: Er hat Wasser in Töpfen aus Ton, Stahl, Gußeisen, Aluminium, Porzellan und Glas 20 Minuten gekocht und auf 17 Grad Celsius abkühlen lassen. Danach hat er Weizen in den verschiedenen Töpfen keimen lassen. Verblüffenderweise wuchsen die Weizensprossen am längsten und kräftigsten in Ton, gefolgt von Glas, Stahl und Gußeisen, im Aluminiumtopf gediehen sie am schlechtesten. In einem ähnlichen Versuch kochte er auf einem Feuer-, einem Gas- und einem Elektroherd Wasser. Das Wasser, das auf Feuer gekocht war, brachte die längsten und kräftigsten Weizenkeime hervor.

Auch nach unserer Erfahrung haben die Speisen, die im richtigen Topf über Holzfeuer gekocht werden, die stärkste gesundheitliche Wirkung. Dem Feuer am nächsten kommt die Gasflamme, die dem Kochen mit Elektroplatten vorzuziehen ist.

Suchen Sie jedoch eine Heilwirkung durch das Kochen, so mindert die elektrische Zubereitung die mögliche Qualität Ihrer Speisen derart, daß nach unserer Erfahrung eine spürbare Verringerung der Heilwirkung entsteht.

Das Garen im Mikrowellenherd steht außer Diskussion, wenn man natürlich kochen will. Also einen Gasherd anschaffen!

Neben einem geeigneten Herd sollten mit der Zeit folgende Geräte zur Verfügung stehen:

**Nützliche Haushaltsgeräte**

1. Zum Reinigen von Gemüse eine Naturborstenbürste
2. Ein feinmaschiges, großes Sieb zum Waschen von Getreiden, Bohnen und Kernen
3. Mindestens ein dickes Schneidebrett aus Naturholz
4. Ein immer scharfes und schweres, großes Messer
5. Ein Wetzstein oder -stahl
6. Ein mit Rillen versehener Tonmörser zum Pürieren oder Zermahlen von Samen (Suribachi)
7. Eine standfeste Reibe aus rostfreiem Stahl

8. Ein oder zwei gußeiserne Pfannen mit passenden Deckeln
9. Töpfe aus Ton, Gußeisen, rostfreiem Stahl, Glas oder Emaille. Einer davon sollte groß genug sein, um Nudeln darin zu kochen.
10. Eine Wärmestreuplatte oder ein Drahtnetz zwischen Topf und Flamme, damit die Speisen nicht ansetzen oder anbrennen.
11. Ein Ölsieb zum Herausfischen von Fritiertem
12. Ein Durchschlag aus Bambus oder Metall
13. Verschiedene Back- und Brotformen, Backbleche und Pinsel
14. Verschiedene Rührlöffel aus Holz und mehrere Paare lange Holzstäbchen

Anstelle von Radio und Fernseher, Kaffeemaschine und anderen lauten elektrischen Geräten können einige großblättrige Grünpflanzen für eine angenehme Atmosphäre sorgen und gleichzeitig die Luft mit Sauerstoff anreichern.

**Kochkurs für Einsteiger**

Für Rezeptanregungen können am Anfang Kochbücher hilfreich sein, sie sind aber nicht zu vergleichen mit dem praktischen Lernen in einem Kochkurs unter Anleitung einer erfahrenen Köchin. Langweilig zubereitete Gerichte, ein zu salziger oder öliger Geschmack, zu lange oder zu kurz Gekochtes nehmen die Freude am Essen.

**Der Geschmack**

Gleich für wen wir kochen, in der Regel lieben alle Süßes. Um vom Essen befriedigt zu sein, sollte der größte Anteil der Gerichte süß schmecken. Dazu gehört auch die Süße, die entsteht, wenn wir Getreide lange kauen. Da das Getreide die Grundlage unserer Gerichte bildet (50%), haben wir schon einen Großteil des süßen Bedarfs getilgt. Sowohl der salzige wie auch der saure Geschmack sollten in den Mahlzeiten regelmäßig vorkommen, in geringerem Umfang auch der scharfe und der leicht bittere Geschmack. Hierzu Beispiele:

| | |
|---|---|
| süß | Wurzelgemüse, Süßkürbis |
| salzig | Miso, Umeboshi-Pflaume |
| sauer | Sauerkraut, Reisessig |
| scharf | Rettich, Meerrettich |
| bitter | geröstete Kürbiskerne, Getreidekaffee |

**Kochmethoden**

Weiterhin finden noch verschiedene Kochmethoden Anwendung: Blanchiertes, kurz und lang gekochtes Gemüse, durchgekochtes Getreide, Gebratenes, Fritiertes. Vergessen Sie nicht Variationen beim Schneiden von Gemüse!

Um eine vollständige, auch optisch befriedigende Mahlzeit zusammenzustellen, sollten wir auch an die Farben der Speisen denken, um auch für die »Augenlust« zu sorgen.

**Farben**

| | |
|---|---|
| weiß | Reis, Blumenkohl |
| gelb | Rüben, Mais |
| grün | Blätter, Erbsen |
| schwarz | Bohnen, Algen |
| braun | Samen, Fritiertes |
| rot | Rote-Bete-Pickles, Radieschen |

## Kostpläne

### Der Kostplan in der Umstellungsphase

| Tag | Morgens | Mittags | Abends |
|---|---|---|---|
| **Montag** | Müsli mit Reismilch<br>Reiswaffeln/Knäckebrot<br>Möhren-Pastinaken-Aufstrich<br>(Reste vom Sonntags-Kinpira)<br>Fruchtmarmelade | Einfache Misosuppe (Zwiebel, Möhre, Blumenkohl)<br>Brot<br>Möhrenrohkost mit Äpfeln | Reis<br>Gebratener Tofu mit Lauch<br>Süß-saure Arame mit Möhren<br>Gedämpftes Gemüse<br>Gurken-Pickles<br>Apfelgelee mit Mandel-Sauce |
| **Dienstag** | Morgenbrei mit Hirse und Süßreis (eventuell etwas Reismalz mitkochen) | Nudeln mit roter Spaghetti-Sauce<br>Rettich-Sandwich<br>Rettichgrün mit Zitrone | Misosuppe mit Mais<br>Langkornreis (auch gut gebratener Reis)<br>Exotischer Tempeh<br>Gekochter Blumenkohl, Brokkoli<br>Blanchiertes Kohlgrün<br>Rettich-Pickles<br>Moccacreme |
| **Mittwoch** | Gedämpftes Brot<br>Grüner Erbsen-Aufstrich, Zwiebel-Senf-Butter<br>Kleine Menge Sauerkraut | Frühlingsrollen mit Krabben<br>Grüner Salat mit Tofu-Sauce | Hirse, Tofu-Gratin<br>Langgekochte Möhren mit geröstetem Sesam<br>Gekochter Rosenkohl<br>Sauerkraut<br>Apfel-Birnen-Grütze |

| | | | |
|---|---|---|---|
| **Donnerstag** | Misosuppe mit Mais<br>Müsli-Brei | Hirse-Kürbis-Suppe<br>Geröstete Norialgen | Reis und Gerste<br>Fritierte Gemüse mit Rettich-Ingwer-Dip<br>Leicht gekochter Brokkoli<br>Roher Salat<br>Milchsaure Pickles<br>Holunderbeersuppe (Fliederbeersuppe) mit Grießklößchen |
| **Freitag** | Gedämpftes Brot<br>Rührei-Tofu<br>Farbiger Sauerkrautsalat | Gedämpfter Reis<br>Sonnenblumen-Kohl<br>Äpfelknuspe<br>Yannoh-Kaffee | Reis mit Shiitake<br>Azuki-Bohnen<br>Schichttopf, blanchiertes Gemüse<br>Waldorf-Salat |
| **Samstag** | Pfannkuchen-Hörnchen mit pürierter Gemüsefüllung (Schichttopfreste) | Zwiebelsuppe mit Röstbrot<br>Sauerkraut | Langkornreis<br>Gedämpfter Fisch mit Meerrettich-Sauce<br>Dänische rote Bete<br>Leicht gekochter Brokkoli<br>Maiskolben mit Sauce<br>Blanchierte Radieschen mit Grün<br>Mandarinengelee |
| **Sonntag** | Gedämpftes Brot<br>Tofu-Käse<br>Apfelmarmelade<br>Kwaß oder Brottrunk | Buchweizen-Suppe mit fritiertem Tempeh<br>Grüner Salat mit Kräuterdressing | Reis und Hirse, Schwarze Bohnen<br>Klettenwurzel-Kinpira<br>Gekochter Blumenkohl und Mais<br>Tofu-Sauce, blanchiertes Grün<br>Gemischte Pickles<br>Polenta-Pudding mit Nuß-Sauce |

Kostplan für Makrobioten nach der Umstellungsphase und für Kranke

| Tag | Morgens | Mittags | Abends |
|---|---|---|---|
| **Montag** | Misosuppe mit Möhren, Blumenkohl, Mais, Shiro-Miso<br>Haferbrei<br>Geröstete Kürbiskerne | Soba (Buchweizenspaghetti)<br>Möhren und Blumenkohl<br>Rettich-Pickles (Takuan) | Reis und Hirse<br>Azuki-Bohnen mit Kürbis<br>Arame mit Shiitake-Pilzen<br>Brokkoli<br>Gepreßter Gurkensalat mit Dill<br>Birnen-Wacholder-Grütze |
| **Dienstag** | Cremige Kürbis-Misosuppe (s. Kürbis-Sauce) garniert mit feingeschnittenem Lauch<br>Morgenbrei mit Norialgen | Gebratener Reis<br>Maiskolben mit Sauce<br>Grünkohl mit Sonnenblumenkernen<br>Hiziki-Salat | Langkornreis<br>Gedämpfter Fisch in Zitronen-Sauce<br>Blumenkohl und Mais gekocht<br>Gebratenes Gemüse<br>Grüner Salat mit Radicchio<br>Geriebener Rettich mit Umeboshi |
| **Mittwoch** | Rettich-Misosuppe mit gehacktem Rettichgrün<br>Bulghur-Buchweizenbrei<br>Wakame-Sesam-Pulver | Gedämpfter Reis<br>Steckrübe oder Kohlrübe und Lauch, gekocht<br>Tekka<br>Rettich-Pickles (Takuan) | Hirse<br>Tempeh mit Zwiebeln und Kraut<br>Blanchierter Blumenkohl<br>Cole Slaw (amerikanischer Krautsalat)<br>Rettichgrün mit Zitrone<br>Moccacreme |

| | | | |
|---|---|---|---|
| **Donnerstag** | Einfache Misosuppe (Zwiebeln, Steckrübe, Wakame), garniert mit Petersilie<br>Weicher Reis-Gersten-Brei | Bulghur mit gebratenem Gemüse<br>Rettich in Shiro-Miso<br>Gekochter Brokkoli | Reis<br>Süß-saurer Seitan mit feingeschnittenem Lauch<br>Shio-Kombu<br>Blumenkohl und Mais, gekocht<br>Rote Radieschen-Pickles |
| **Freitag** | Misosuppe mit Mais, Möhre und Sellerie<br>Weicher Hirse-Süßreis-Brei | Splittererbsen-Suppe<br>Brot<br>Sauerkraut | Langkornreis<br>Gebratene Fischfilets<br>Gefüllte Zwiebeln<br>Gekochtes Gemüse mit grünen Bohnen und Kohl<br>Geraspelter Möhrensalat mit süßsaurer Sauce, Tamari-Pickles |
| **Samstag** | Grünkohl-Suppe<br>Reisbrei | Spaghetti mit Kürbis-Sauce<br>Gemischte Gemüse-Pickles | Reis und Gerste<br>Kohlrouladen<br>Roher Salat oder Preßsalat<br>Verdünnter Brottrunk |
| **Sonntag** | Steckrüben-Suppe mit halbiertem Rosenkohl und Erbsen, Shiro-Miso und Umeboshi-Paste<br>Mochi<br>Kleine Menge Sauerkraut | Bratreis<br>Schichttopf<br>Gepreßter Salat | Hirse, Schwarze Bohnen<br>Fritierte Kombualgen<br>Pastinaken, Löwenzahnwurzeln, Karotten-Kinpira<br>Mais mit Umeboshi<br>Grüner Salat mit Shiro-Miso-Essig-Meerrettich-Sauce<br>Brokkoli, Tamari-Pickles<br>Fruchtsuppe |

## Von der Theorie zur Praxis

**Die Umsetzung ist wichtig**

Ein Buch über Makrobiotik wäre sehr unvollständig, wenn es sich auf theoretische Darlegungen beschränken würde. Natürlich muß zunächst der Grundgedanke von der Ausgewogenheit der Energien verstanden worden sein, aber das Entscheidende ist seine Umsetzung in die praktische Erfahrung. Makrobiotik will nicht nur gedacht, sondern vor allem gelebt und erlebt werden. Und dazu sind erprobte Kochrezepte ein unentbehrliches Hilfsmittel. Sie führen ein in eine neue, oft geradezu abenteuerliche Geschmackswelt und sollen zu eigenen Experimenten verlocken. Wer dieses Buch jetzt aus der Hand legt, ohne den nächsten Schritt zur Umsetzung der Theorie in die Praxis zu wagen, der betrügt sich um seinen wertvollsten Teil, den langjährigen Erfahrungsschatz, den meine Frau Karen in den Kostplänen und in den folgenden Rezepten niedergelegt hat.

Ich hoffe, daß es mir gelungen ist, Sie für den Gedanken der Makrobiotik zu begeistern. Die Gewinnung eigener Erfahrung erfordert nun Ihren persönlichen Einsatz.

Karen und ich wünschen Ihnen auf diesem Weg guten Erfolg, viel Freude und auch Dankbarkeit derer, die in den Genuß Ihrer neu zu erwerbenden Kochkünste gelangen.

**Wichtiger Hinweis:** Die folgenden Rezepte und Hausmittel beziehen sich auf das Kochen und Backen mit Gasherd. Die Gerichte sind jeweils für vier Personen bemessen. Die Maßangabe 1 Tasse entspricht 0,2 l. Bei dem verwendeten Salz handelt es sich grundsätzlich um Meersalz. Die Speiseöle sind ausschließlich kaltgepreßtes Sesamöl, Maiskeimöl oder Olivenöl, wobei das Sesamöl an erster Stelle steht, das Maiskeimöl sich eher für Nachtische eignet und das Olivenöl besser für reichhaltige Gemüsegerichte ist.

6. Kapitel

# Rezepte und Hausmittel

## Getreide

In allen alten Kulturen war Getreide traditionell die Grundlage des Essens. Reis und Hirse in Asien, Hirse in Afrika, Buchweizen in Rußland, Weizen, Roggen, Hafer und Gerste in Europa und Mais in Amerika. Getreide bedeutet ausgewogenes Essen, auch mineralienmäßig. Es liegt in der Mitte von Yin und Yang. Getreide, gut gekaut, gibt uns viel Energie in Form von Getreidezucker. Ich versuche immer, Getreide so sauber wie möglich zu kaufen, am liebsten biodynamisch angebaut oder zumindest chemikalienfrei. Getreide kann man in vielen verschiedenen Formen essen. In der Makrobiotik wird versucht, die Getreide möglichst als Ganzes zu essen. Wenn Getreide gebrochen, geschrotet oder gemahlen wird, kommt es mit Sauerstoff in Verbindung, oxidiert ganz schnell und verliert viel von seiner Energie. Außerdem scheint zuviel mehliges Essen im ganzen Körper schleimbildend zu wirken.

**Am Anfang war das Getreide**

### Reis im Druckkochtopf (Grundrezept)

**Naturreis Standardrezept**

2 Tassen Reis, 2¾ Tassen Wasser, 2 Prisen Salz

Reis in einem Sieb gut waschen, im Druckkochtopf mit kaltem Wasser aufsetzen und zum Kochen bringen. Wenn es kocht, eine Prise Salz pro Tasse Getreide dazugeben. Der Deckel wird aufgesetzt, um den Druck zu erhöhen.

Den Druck ca. 4 Minuten hoch halten. Eine Wärmestreuplatte unterlegen, damit der Reis nicht ansetzt. 45 Minuten auf kleiner Flamme kochen. Vom Feuer nehmen und den Druck langsam schwinden lassen. Dann den Reis aus dem Druckkochtopf herausnehmen und in einer Schüssel servieren.

Man kann den Druckkochtopf unter kaltem Wasser abspülen, dann geht der Druck schneller herunter. Dieser Reis wird leicht und etwas süß.

Dieses Gericht eignet sich gut als Basis von Alltagsessen. Die Reste lassen sich dämpfen, anbraten oder werden am nächsten Tag zur Suppe gegeben.

*Variationen*

- Reis nach dem Waschen in einer trockenen Bratpfanne rösten, bis er goldgelb ist. Dann wie Grundrezept kochen. Dieser Reis tut gut, wenn man dazu tendiert, zuviel Säure im Körper zu binden, z. B. bei Rheuma oder Magenproblemen.

**Kombiniert mit anderen Getreidesorten**

- 1½ Tassen Reis und ½ Tasse Hirse.

Wie Grundrezept kochen. Hirse enthält etwas mehr Mineralien und wirkt sich positiv auf Haare, Nägel und Haut aus.

- 1¾ Tassen Reis, ¼ Tasse Gerste.

Wie Grundrezept kochen. Dieses Gericht ist leicht schleimlösend.

- 1½ Tassen Reis und ¼ Tasse gerösteter Roggen.

Wie Grundrezept kochen. Ist stärkend und gibt mehr Vitalität.

- 1¾ Tassen Reis und ½ Tasse Grünkern.

Wie Grundrezept kochen. Ist etwas süßer und sehr nährend.

- 1 Tasse Reis und 1 Tasse Hafer.

Wie Grundrezept kochen. Enthält mehr natürliche Fette, weil Hafer 6–8% Öl enthält. Es wärmt, wirkt sättigend und stärkend, wenn man zu schnell abnimmt, wenn man schwanger ist oder stillt.

- 1¾ Tassen Reis und ¼ Tasse Buchweizen.

Wie Grundrezept kochen. Buchweizen ist eigentlich kein Getreide und ist darum auch anders zusammengesetzt. Er stärkt, wärmt sehr und ist reich an Vitamin E.

**Reis: Leicht bekömmlich und vielseitig**

- 1¾ Tassen Reis und ½ Tasse frische Maiskörner.

Wie Grundrezept kochen.

- 2 Tassen Reis und statt Salz 2 Umeboshi-Pflaumen.

Wie Grundrezept kochen. Leicht verdaulich und lang sättigend.

- 2 Tassen Reis, 5–6 cm Kombualge statt Salz nehmen.

Wie Grundrezept kochen. Dieser Reis ist salzfrei, aber wegen der Mineralien in der Kombualge leicht verdaulich.

- 2 Tassen Reis, 4–5 Tassen Wasser, 5 cm Kombu.

Wie Grundrezept kochen. Besonders empfehlenswert für Säuglinge und Rekonvaleszenten. Leicht verdaulich.

- 1¾ Tassen Reis und ½ Tasse Spaghetti, 1 Teelöffel Öl.

Die Spaghetti werden in Stücke gebrochen und in Öl angebraten bis sie goldbraun sind. Weiter wie Grundrezept.

## Maronenreis

**Etwas Besonderes für Gäste**

2 Tassen Reis
⅔ Tasse Maronen
4 Tassen Wasser
2 Prisen Salz

Die Maronen oben einschneiden und mit etwas Wasser zum Kochen bringen. Nach 15 Minuten lassen sich die

Schalen abnehmen. Dann werden der gewaschene Reis, das Wasser und die Maronen schnell zum Kochen gebracht, gesalzen und ¾–1 Stunde auf kleiner Flamme gekocht. 10 Minuten stehenlassen und dann mischen.

**Reis mit Walnüssen**

2 Tassen Reis
4 Tassen Wasser
2 Prisen Salz
½ Tasse Walnüsse

Reis gut waschen, mit 4 Tassen Wasser aufkochen und salzen. Nach 2 Minuten kleiner stellen, 45–50 Minuten kochen lassen. Danach 10 Minuten stehenlassen und kurz vor dem Servieren leicht geröstete und gehackte Walnüsse untermischen.

**Reis mit Shiitake**

2 Tassen Reis
4 Tassen Wasser
2 Prisen Salz
6 Shiitake-Pilze
1 Eßlöffel Tamari
1 Teelöffel Sesamöl

**Gut für die Leber**

Reis wie Grundrezept kochen. Shiitake einweichen. Wenn die Pilze weich sind, fein hacken (harte Stiele entfernen). Dann leicht in Öl anbraten und mit Tamari köcheln lassen. Vorsichtig vor dem Servieren in den Reis mischen.

**Hirse** (Grundrezept)

2 Tassen Hirse
4 Tassen Wasser
2 Prisen Salz

Hirse gut, aber kurz waschen. In einer trockenen Pfanne rösten, bis sie goldgelb ist. Die Hirse in das kochende

Salzwasser geben und auf kleiner Flamme ca. 15 Minuten kochen lassen. 10 Minuten mit Deckel stehenlassen.

*Variationen*

**Hirse – gut für die Haut**

- 2 Tassen Hirse, 5 Tassen Wasser, ½ Tasse geschnittene Zwiebeln, ½ Tasse Möhrenstücke.
Wie Grundrezept kochen.

- ½ Teelöffel feingehackten Thymian vor dem Servieren unter die Hirse mischen.

## Hirsebrot

2 Tassen Hirse
5 Tassen Wasser
1 Tasse gehackte Zwiebeln
1 Tasse Möhren in Stücken
2 Prisen Salz

**Eignet sich als Reiseproviant**

Hirse waschen, Gemüse und Wasser zugeben, schnell zum Kochen bringen, salzen und danach 15 Minuten auf kleiner Flamme kochen. Dann den Deckel sofort abnehmen, Hirse und Gemüse in eine nasse, abgekühlte Backform hineinpressen. Nach dem Abkühlen läßt sich das Hirsebrot leicht schneiden und sich z. B. auf Reisen mitnehmen.

## Gerste mit Zwiebel

2 Tassen Gerste
4 Tassen Wasser
½ Tasse rohe gehackte Zwiebeln
2 Teelöffel Gerstenmiso

**Gerste dient der Entschlackung**

Härtere Gerstensorten 2–4 Stunden vorher einweichen, dann gut waschen und mit Wasser aufkochen. Dann Miso und Zwiebeln dazumischen und vorsichtig 45 Minuten auf kleiner Flamme kochen.

## Gerstenbrei

¾ Tasse Gerste
¼ Tasse Hafer
1 Prise Salz
4 Eßlöffel Reismalz
5 Tassen Wasser

Gerste und Hafer gut waschen, aufkochen, salzen und 1–1½ Stunden auf kleiner Flamme mit Reismalz kochen. Mit gerösteten Sonnenblumenkernen servieren.

## Gerstensalat

1½ Tassen gekochte Gerste
¼ Tasse Rosinen
¼ Tasse Mandeln
½ Tasse gekochte Möhrenstücke
⅓ Tasse frisch gehackte Sellerieblätter
1 Tasse gekochter Weißkohl
*Salatsauce:*
1 Teelöffel Umeboshi-Paste
1 Eßlöffel Wasser
1 Teelöffel Reismalz
1 Teelöffel Reisessig

**Erfrischende Sommermahlzeit**

Die Rosinen im Wasser kochen, bis sie weich sind. Währenddessen Mandeln hacken und rösten. Die Sauce über den gemischten Salat geben. Als Verfeinerung: Oliven.

## Cous-Cous

2 Tassen Cous-Cous
1 Eßlöffel Öl
2 Tassen Wasser
2 Prisen Salz

**Leicht im Magen**

Cous-Cous in warmem Öl rösten, bis er goldgelb ist. Danach in kochendes Wasser geben, salzen und auf kleiner Flamme 10–15 Minuten gar kochen. In Marokko wird dieses Gericht oft gegessen. Es ist sehr leicht, eignet sich gut als Sommeressen mit Gemüse- und Kichererbsensaucen.

### Weizen

2 Tassen Weizen
7 Tassen Wasser
2 Prisen Salz

Weizen in einer trockenen Bratpfanne rösten, 8–12 Stunden einweichen, aufkochen, salzen und 2 Stunden auf kleiner Flamme weich kochen lassen.

### **Mochi** (gestampfter süßer Reis)

1 Tasse süßer Reis
1 ¼ Tassen Wasser
1 Prise Salz

**Damit man nicht zu dünn wird**

Süßen Reis mit Wasser und Salz genau wie Reis kochen, aber nur 30–35 Minuten garen. Jetzt den Reis in einer nassen Schale mit einem nassen Stößel stampfen. Dabei wird der Reis, weil er sehr viel Eiweiß enthält, langsam klebrig. Zu kleinen Klößen formen (Suppeneinlage) oder im Backofen auf einem geölten Backblech bei 250 Grad Celsius 10–12 Minuten backen, bis er aufgeht und ganz knusprig ist. *Variante:* Klöße in einer geölten Bratpfanne backen, bis sie sich aufblähen.

Die Klöße nicht zu nahe aneinandersetzen, sonst kleben sie zusammen.

*Variationen*

- 2 Eßlöffel Reismalz zu dem schon gekochten Reis geben, dann wie oben beschrieben vorgehen.

**Stärkend**

- ½ Tasse frische, gehackte Beifußblätter über dem warmen Reis mitziehen lassen, bevor alles gestampft wird. Diese Mochis enthalten viel Eisen, und wie alle Mochis verhindern sie eine Gewichtsabnahme. Für die japanischen Sumo-Ringer sind Mochis ein wichtiger Bestandteil ihrer Nahrung. Bei stillenden Müttern fördern Mochis die Muttermilchproduktion.

- ⅓ Tasse Rosinen, ⅓ Tasse enthäutete Mandeln über den Reis legen, dann alles im Mixer schlagen und wie die anderen Mochis servieren.

## Roggen

3 Tassen Roggen
6–7 Tassen Wasser
2 Prisen Salz

Roggen waschen und 8–12 Stunden im Wasser einweichen. Aufkochen, salzen und auf kleiner Flamme 1½ Stunden kochen.

## Müsli

1½ Tassen Weizenflocken
1½ Tassen Haferflocken
½ Tasse Rosinen
½ Tasse gehackte Mandeln
¼ Tasse Sesamsaat

**Zum Naschen**

Alle Zutaten außer den Rosinen im Backofen bei 175 Grad Celsius 25–40 Minuten rösten. Ab und zu umrühren. Nachdem alles abgekühlt ist, die Rosinen dazugeben. Dieses Müsli ist besonders gut für Brei.

## Müsli-Brei

2 Tassen Müsli
6 Tassen Wasser
2 Prisen Salz

Müsli, Wasser und Salz unter Rühren aufkochen, dann zugedeckt auf kleiner Flamme 25–30 Minuten weich kochen. Ab und zu umrühren.

## Morgenbrei

1 Tasse süßer Reis
1 Tasse Hirse
7 Tassen Wasser
2 Prisen Salz

**Wenn man morgens friert**

Alle Zutaten 1½ Stunden auf kleiner Flamme weichkochen. Mit gerösteten Samen oder Nüssen servieren. Dies ist ein Grundrezept. Man kann alle Arten von Getreide in derselben Weise kochen und eigene Lieblingskombinationen finden.

## Morgenbrei aus Resten

3 Tassen gekochtes Getreide
3 Tassen Wasser

**Wenn es schnell gehen soll**

Getreide und Wasser mischen, ½ Stunde auf kleiner Flamme köcheln lassen, ausstellen. Mit Nüssen, Sesamsaat oder übergangsweise mit Trockenfrüchten servieren.

## Kasha

2 Tassen Buchweizen
4 Tassen Wasser
1 Tasse gehackte Zwiebeln
2 Prisen Salz
1 Teelöffel Sesamöl

**Wärmt – gut für die Nieren**

Die Zwiebeln in Sesamöl anbraten, Buchweizen in einer trockenen Pfanne braun rösten. Das Wasser zum Kochen bringen, Salz, Buchweizen und Zwiebeln dazugeben. 20 Minuten bedeckt kochen lassen. Vor dem Servieren 10 Minuten stehenlassen. Dies ist eine traditionelle russische Zubereitung. Kasha ist sehr yang, und gibt Kraft und Energie. Besonders bei schwerer körperlicher Arbeit zu empfehlen.

## Bulghur-Buchweizenbrei

1 Tasse Bulghur
1 Tasse Buchweizen
7 Tassen Wasser oder süßes Gemüsewasser

**Für kalte Tage**

Beide Getreide trocken rösten, mit heißem Wasser auffüllen und etwa 1 Stunde mit Wärmestreuplatte köcheln lassen.

## Getreide-Bratlinge

3 Tassen gekochtes Getreide
½ Tasse fein gehackte Zwiebeln
½ Tasse Frühlingszwiebeln
½ Tasse Weizenmehl
1 Prise Basilikum
2 Eßlöffel Tamari
Öl zum Anbraten

**Sättigend**

Alle Zutaten mischen, die Hände anfeuchten und kleine Frikadellen aus der Mischung machen. In eine Bratpfanne mit heißem Öl legen und auf beiden Seiten goldbraun braten. Bratlinge bieten eine sinnvolle Lösung, um Getreidereste zu verwerten.

## Pfannkuchen

1 Tasse Weizenmehl Typ 1050
2 Eßlöffel Pfeilwurzelmehl
¼ Teelöffel Salz
ungefähr 1 Tasse Wasser
Öl zum Ausbacken

**Bei Kindern beliebte Rezepte**

Mehl, Pfeilwurzelmehl und Salz mischen, Wasser dazuschütten. Die Masse gut schlagen. In heißem Öl dünne Pfannkuchen ausbacken.

*Variation:* 1 Eßlöffel Reismalz, ½ Eßlöffel Vanille, 1 Prise Apfelsinenschalen und 1 Eßlöffel Öl in den Teig geben. Das ergibt süße Pfannkuchen.

## Chapati

2 Tassen Mehl
2 Eßlöffel Öl
¼ Eßlöffel Salz
Wasser, damit ein Teig entsteht

½–1 ¼ Tassen Mehl, Öl und Salz mischen (man kann feines Weizenmehl, Buchweizenmehl, Hirsemehl, Maismehl, Roggenmehl oder Weizenmehl Typ 1050, je nach Wunsch benutzen). Etwas Öl dazurühren, dann mit Wasser einen Teig machen. Gut kneten und in runde, dünne Fladen ausrollen. In einer Bratpfanne braten oder im Backofen backen.

## Vollwert-Nudeln und -Spaghetti

**Für Eilige**

Nach Packungsanweisung kochen. Vollwert-Nudeln sind leichter verdaulich als Brot. Buchweizen(-Soba)-Spaghetti werden benutzt, um den Körper zu wärmen und ihm Energie zu geben. Wenn man japanische Spaghetti kauft, kein Salz dazugeben, weil sie normalerweise schon gesalzen sind.

## Gebratene Nudeln oder Spaghetti

**Eine Freude für Kinder**

4 Tassen gekochte Nudeln oder Spaghetti
1 Tasse fein gehackte Zwiebeln
1 Tasse geschnittene Champignons
2 Eßlöffel gehackte rote Paprika
½ Tasse Krabben
2 Eßlöffel Tamari
1 Eßlöffel Zitronensaft

Zwiebeln in heißem Öl anbraten, Pilze dazugeben und nach 5–7 Minuten die Nudeln darüber legen. Tamari und Zitronensaft dazugeben. Bedeckt auf kleiner Flamme

5 Minuten stehenlassen. Krabben und Paprika untermischen und gleich mit Schnittlauch garniert servieren.

### Sauerteigbrot

*Sauerteig-Ansatz:*
2 Eßlöffel gekochter Reis
½ Tasse Weizenmehl Typ 1050
¼ Tasse Wasser
gut kneten
in ein Glas mit Deckel verschließen und 2–3 Tage stehenlassen

4 Tassen grobes Weizenmehl
1 Tasse feines Weizenmehl
1 Tasse gekochter Reis
1 Eßlöffel Miso
2–3 Tassen lauwarmes Wasser
Sauerteig

**Selbstgebackenes Brot: Die Mühe lohnt sich**

Sauerteig mit lauwarmem Wasser mischen, Mehl, Reis und Miso dazugeben und gut kneten. Dann dieselbe Menge Sauerteig-Ansatz wieder abteilen und in dem Glas warm aufheben. Eine Backform ölen, den Teig einfüllen und oben einschneiden. Die Backform soll jetzt unter einem nassen Tuch an einem warmen Platz stehen, z. B. auf einem Heizkörper oder oben auf dem Kühlschrank. Innerhalb von 4–6 Stunden sollte das Brot 1½mal so groß sein. Dann in den Backofen stellen und bei etwa 100 Grad Celsius noch mehr aufgehen lassen. Nach 20–30 Minuten wird das nasse Tuch entfernt. Das Brot bei 200 Grad Celsius noch eine ¾ Stunden backen, so lange, bis es überall einen hohlen Laut beim Anklopfen gibt. Dann wird es in ein feuchtes Tuch gewickelt, damit die Kruste weich wird und sich leicht schneiden läßt. Am nächsten Tag anschneiden und genießen.

Hier folgt eine Reihe von Mehlmischungen, mit denen man experimentieren kann, wenn man ein gutes Brot backen will. Vorsicht mit dem Sauerteig. Nach dem ersten Backen 12 Stunden warmstellen, danach kann er eine Woche im Kühlschrank aufgehoben werden.

45% Weizenmehl Typ 1050, 45% Weizen- und 10% Roggenmehl.

**Mehlmischungen**

50% Weizenmehl Typ 1050, 25% Maismehl (fein), 25% gekochter Reis.

50% Weizenmehl Typ 1050, 25% Gerstenmehl, 25% Maismehl.

Zwiebeln, Kräuter, Sesam- und Kürbiskerne können nach Geschmack beigemischt werden.

### Ohsawa-Brot

2½ Tassen Weizenmehl Typ 1050
1½ Tassen Hirsemehl
1 Tasse Reismehl
½ Teelöffel Salz
5 Eßlöffel Öl
3 Tassen Wasser

Backofen auf 200 Grad Celsius vorheizen. Mehl, Salz und Öl gut mischen, dann Wasser dazugeben und die Masse gut schlagen, in eine Kastenform füllen, eine Stunde backen, abkühlen lassen und genießen.

## Gemüse

30–40% des täglichen Essens sollten möglichst aus Gemüse bestehen. Zirka die Hälfte dieses Gemüses kann grünes Gemüse sein.

### Gedämpftes Gemüse

**Für leichte Gerichte**

In einen Gemüsedämpfer Wasser füllen, ungefähr 2½–3 cm hoch. Das geschnittene Gemüse auf den Dämpfer legen und es garen lassen. Salz zum Wasser geben oder es später über das Gemüse streuen. Dabei sollte man aufpassen und nicht zuviel verwenden. Das Gemüsewasser kann für Suppen weiter verwandt werden. Es enthält wichtige Vitamine und Mineralien. Gedämpftes Gemüse ist knackig und besonders schmackhaft.

Gedämpft besonders gut schmecken: Grünkohl, Petersilie, Möhrengrün, Rettichgrün, Rübengrün, Frühlingszwiebeln, Brunnenkresse, Porree, Löwenzahnblätter, grüne Bohnen, Erbsen, Mangold, Paprika, Brokkoli, Rosenkohl, Zucchinis, Wirsing, Blumenkohl, Chinakohl, Kürbis, Möhren, Rettich, Zwiebeln, Mairübchen und Radieschen.

## Gemüsesuppe

**Die schönste Vorspeise**

*Gemüsesuppe* paßt ein- bis zweimal pro Tag zur makrobiotischen Kost und wird überwiegend mit der Sojapaste Miso mäßig gewürzt, so daß sich der Misogeschmack mit dem Geschmack der Gemüse und Algen mischt und ihn nicht übertönt. Als Abwechslung nimmt man am besten die natürliche Sojasauce Shoyu oder Tamari als Suppengewürz. Wakame-Algen in der Misosuppe machen sie mineralreich und eignen sich besonders gut für den Einsteiger, der die Algen am Anfang möglichst unauffällig servieren will.

## Blanchieren

**Alle Vitamine bleiben erhalten**

Diese Methode eignet sich besonders für die Menschen, die größere Mengen Rohkost nicht gut vertragen. Richtig gekocht enthalten blanchierte Gemüse fast alle wichtigen Mineralien und Vitamine. Das grüne Gemüse gibt uns besonders Eisen und Chlorophyll, die wichtig für die Blutbildung sind.

Gemüsesorten, die blanchiert besonders gut schmecken: Grünkohl, Rettichgrün, Möhrengrün, Rübengrün, Löwenzahnblätter, Porree, Brunnenkresse, Brokkoli, Wirsing, Weißkohl, Rettich, Chinakohl und Möhren.

2 Tassen Wasser, 1 Prise Salz, 2 Tassen feingeschnittener Wirsing.

Das Salzwasser zum Kochen bringen, Gemüse einlegen, die Temperatur halten. Wenn das Wasser wieder zu kochen beginnt, läßt man das Gemüse eine, höchstens drei Minuten garen. Dann wird das Gemüse herausgeholt. Es kann jetzt warm serviert oder unter fließendem kalten Wasser abgespült werden, dabei bleibt die frische grüne Farbe erhalten. Das Wasser für Suppe aufheben.

## Gekochtes Gemüse

**Gut für den empfindlichen Magen**

Kochen ist die übliche Art der Gemüsezubereitung in Deutschland. Dabei passieren oft Fehler. Häufig ist zuviel Salz im Kochwasser. Gemüse enthält Salz in natürlicher Form, und darum braucht man nur wenig Salz beim Gemüsekochen. Andererseits ist es aber für die Verdauung von den zellulosereichen Gemüsen wichtig, daß sie mit Salz gekocht werden. Im Schwedischen gibt es den Ausdruck »Lagom«, das bedeutet genau richtig, nicht zuviel, nicht zuwenig. Man muß selbst ausprobieren, wie die Gemüse am besten schmecken und am leichtesten verdaulich sind. Das Gemüse zu kochen ist sinnvoll bei natriumarmem Kochen, bei Herz- und Nierenleiden und für kleine Kinder, die weniger Salz brauchen. Gemüsesorten, die gekocht besonders gut schmecken: Rosenkohl, Weißkohl, Blumenkohl, Kürbis, Möhren, Rettich, Zwiebeln, Mairübchen, Steckrüben und Schwarzwurzeln.

2 Tassen Wasser, 1 Prise Salz, 2 Tassen Blumenkohl.

Das Wasser zum Kochen bringen, Salz und Gemüse dazutun. Auf kleiner Flamme 5–8 Minuten gar kochen lassen.

*Salzarm gekochtes Gemüse:* 2 Tassen Wasser, 4–5 cm Kombu, 2 Tassen Blumenkohl.

Wasser und Kombu zum Kochen bringen, Blumenkohl dazugeben, auf kleiner Flamme gar kochen lassen.

Das Gemüsewasser für Suppe aufheben. Die Kombualge kann fein geschnitten und für Suppe und Eintöpfe weiter verwendet werden.

## Schichttopf

**Stärkt die Vitalität**

Eine einfache Weise, Gemüse zu kochen, die unsere Kraft und Vitalität stärkt. Das Gemüse bekommt dabei einen etwas süßeren Geschmack, hat allerdings eine etwas längere Kochzeit.

Gemüsemischungen, die geschichtet besonders gut schmecken: Frühlingszwiebeln, Mairübchen, Möhren, Porree, Rosenkohl, Kürbis, Rettich und Zwiebeln.

8–10 cm Kombu, 1 Tasse grob geschnittener Porree, 1 Tasse grob geschnittener Rettich, 1 Tasse grob geschnittener Kürbis, 1 Tasse grob geschnittene Möhren, ½–¾ Tasse Wasser, 1 Prise Salz und 1 Teelöffel Tamari.

In einen schweren Topf mit Deckel wird die eingeweichte Kombualge gelegt und mit Wasser bedeckt.

Dann das Gemüse in der Reihenfolge des Rezeptes aufschichten. Die Prise Salz darüber streuen und bedeckt aufkochen lassen. Dann die Hitze kleiner stellen und die Mischung 15–30 Minuten, je nach Gemüsegröße köcheln lassen. Wenn das Gemüse fertig ist, Tamari darüber geben und den Topf mit Deckel darauf schütteln. Das Gemüse während des Kochens nicht stören. Man braucht nichts zu tun, auch nicht umzurühren. Kombu herausholen und feingeschnitten mit dem Gemüse zusammen servieren oder für eine Suppe aufheben. Die Flüssigkeit kann getrunken werden, sie schmeckt normalerweise sehr süß.

## Gebackene Gemüse

**Yang – stärkt den Kreislauf**

Diese Art, Gemüse zuzubereiten, ist sehr einfach und schnell. Sie wirkt wärmend und ist gut für den Kreislauf. Backen eignet sich am besten bei festem Gemüse, der Geschmack wird oft süßlich.

Gemüsesorten, die gebacken besonders gut schmecken: Steckrüben, Schwarzwurzeln, Sellerie, Mairübchen, Zwiebeln, Möhren, Rosenkohl und Porree.

Ein 5 cm langes Stück Kombu, ½ Tasse Wasser, 1 Teelöffel Gerstenmiso, 4 Möhren, 4 kleinere Zwiebeln, ½ Steckrübe, 1 Prise Salz. Die eingeweichte Kombualge in eine feuerfeste Glasschale mit Deckel legen. Möhren der Länge nach, Zwiebeln in Vierteln, die Steckrübe in größere Vierecke schneiden und dazugeben. Miso im Wasser auflösen, mit 1 Prise Salz über das Gemüse gießen, zudecken. Bei 200 Grad Celsius 1–1¼ Stunden backen. Man kann das Gemüse mit frischen Kräutern würzen. Reste eignen sich gut als Grundlage für Gemüseaufstrich. Eine andere Variante ist es, einige wilde Wurzeln zu dem Gemüse zu geben, zum Beispiel von Löwenzahn, Klettenwurzeln oder Disteln. Sie können überall frisch ausgegraben werden: in Wäldern, Wiesen und Garten.

## Gedünstete Gemüse

**Gut sättigend**

Gemüse kann auch mit Öl zubereitet werden. Diese Zubereitungsweise ist sättigender als die mit Wasser. Öl gibt mehr Energie und ist darum besonders gut, wenn man schwere körperliche Arbeit hat oder wenn es kalt ist. Zu viel öliges Gemüse ist schwer verdaulich und kann auch zu fettiger Haut führen und dazu, daß das Haar fettig wird. Wieder ist nicht zuviel und nicht zuwenig richtig. Es gibt heute viele Diskussionen darüber, welches Öl das beste ist.

**Die besten Öle**

Wir benutzen am liebsten Sesam-, Maiskeim- und Olivenöl. Sesamöl und Maiskeimöl für die tägliche Gemüsezubereitung, Olivenöl für festlichere Gerichte oder griechische und italienische Speisen. Aber lesen Sie bitte alle Informationen über Öl und Fett, und probieren Sie alle sauberen, kaltgepreßten Speiseöle aus. Gemüse, die gedünstet besonders gut schmecken: Steckrüben oder Kohlrüben, Schwarzwurzeln, schwarzer und roter Rettich, Selleriewurzeln, Mairübchen, Zwiebeln, Möhren, Klettenwurzeln, Rosenkohl, Weißkohl und Porree.

1 Teelöffel Sesamöl, 1 Tasse geschnittene Zwiebeln, 1 Teelöffel Tamari.

Das Öl in einem schweren Topf erwärmen und die Zwiebeln dazugeben, ein paar Minuten ohne Deckel dünsten lassen. Dann den Deckel aufsetzen und auf kleiner Flamme dünsten lassen. Tamari dazugeben. Warm servieren. Man kann das Gemüse grober schneiden und viel länger köcheln lassen. In Schweden wird zum Beispiel eine Mischung aus Steckrüben, Kartoffeln und Zwiebeln lange gedünstet, dann püriert und als Gemüsebeilage gegessen. Das Gericht wird Wurzelmus genannt. Diese Zubereitungsart eignet sich auch gut für wilde Wurzeln. Man kann auch das Tamari durch Miso austauschen und mit frischen Kräutern oder mit roh geriebenem Ingwer würzen.

## Fritierte Gemüse

**Bei erhöhtem Fettbedarf**

Menschen, die lange fetthaltig gegessen haben, behalten oft auch eine gewisse Zeit einen etwas erhöhten Bedarf an Fett, wenn sie anfangen, ihre Ernährung umzustellen. Wir alle brauchen mehr Fett, wenn es plötzlich kälter wird, auch Kinder, Schwangere und stillende Mütter haben einen erhöhten Fettbedarf. Zum Teil kann man diesen Bedarf in Form von fritiertem Gemüse zu sich nehmen. Zu viel fritiertes Gemüse kann allerdings zu Darmproblemen und fettiger Haut führen, doch in der richtigen Menge stärkt es den Körper und gibt uns mehr Vitalität und Wärme. Zu den Gemüsesorten, die sich gut zum Fritieren eignen, gehören: Löwenzahnblätter, Brunnenkresse, Porree, Blumenkohl, Kürbis, Zucchini, Klettenwurzeln, Möhren, Lotuswurzeln, Zwiebeln, Mairübchen, Sellerie, Löwenzahnwurzeln, Schwarzwurzeln, Steckrüben, Pastinaken, Champignons, Paprika, Brennesseln, Ingwer und Topinambur.

1 Tasse Weizenmehl, 1 Eßlöffel Kuzu oder Pfeilwurzelmehl, 1 Prise Salz, ca. 1 Tasse Wasser, Öl zum Fritieren, am besten Sesam-, Sonnenblumen- oder Distelöl. Gemüse zum Fritieren, zum Beispiel 1 ½ Tassen Zwiebelringe, 1 Tasse Möhrenstifte.

**So mögen Kinder Gemüse**

Das Öl erhitzen, Mehl, Salz, Kuzu und Wasser zusammenmischen, so daß ein dicker Pfannkuchenteig entsteht. Das Gemüse in den Teig tauchen. Wenn das Öl die richtige Temperatur hat, das Gemüse in das heiße Fett legen. Es gibt verschiedene Methoden, die Temperatur zu messen. Ich arbeite nicht gern mit einem Thermometer, aber ich habe entdeckt, daß, wenn man einen Tropfen Pfannkuchenteig in das Öl fallen läßt und er gleich wieder hochkommt, die Temperatur zum Fritieren richtig ist. Man kann auch ein Streichholz nehmen und das holzige Ende in das Öl halten. Wenn kleine Blasen hochkommen, hat das Öl die richtige Temperatur. Die Gemüsestücke so lange fritieren, bis sie goldbraun und knusprig sind. Dann das fritierte Gemüse zum Abtropfen auf saugendes Papier legen. Immer mit einer Sauce servieren, die hilft, das ölige Essen besser zu verdauen.

½ Tasse fein geriebener weißer Rettich, ¼ Tasse Tamari, ¼ Tasse Wasser, 1 Teelöffel fein geriebener Ingwer oder ⅓ Tasse Tamari, ⅔ Tasse warmes Wasser, 1–2 Eßlöffel

Senf oder Meerrettich, 1 Eßlöffel Knoblauch oder 1–2 Eßlöffel roh geriebene Zwiebeln. Die Zutaten mischen, auf den Tisch stellen und zu dem Gemüse servieren.

## Gepreßter Salat

**Wie Rohkost leichter verdaulich wird**

Gepreßter Salat ist sinnvoll, wenn man gern die frische Qualität des Salats hat, aber Rohkost nicht gut verträgt. Der Salat enthält wichtige Mineralien und Vitamine und reizt den Darm nicht. Gemüse, die sich besonders für gepreßten Salat eignen: Rettichgrün, Rübengrün, Frühlingszwiebeln, Brunnenkresse, Porree, alle Sorten von Salat wie Eisberg, Kopfsalat, Endivien, Radicchio, Gurke, Rettich, Möhren, Rot- und Weißkohl, Mangold und Zucchini-Squash.

Oft hört man, daß gepreßter Salat schwierig zu machen ist. Hier eine einfache, schnelle Zubereitungsart:

1 kleiner Chinakohl, ½ Porree, ½ Gurke, 2 Eßlöffel Umeboshi-Paste und 2–3 Eßlöffel Reisessig.

**Vielseitige Zubereitung**

Chinakohl und Porree fein schneiden, die Gurke auf der groben Seite der Rohkostreibe zerkleinern. In einer Schüssel Umeboshi-Paste, Reisessig und das Gemüse mischen und fest mit den Händen kneten, bis das Wasser herausläuft. Gleich servieren oder unter Druck ruhen lassen und später servieren. In diesem Fall nimmt man einen Teller und legt ihn über den Salat. Vor dem Servieren einen Teil des Wassers wegschütten. Man kann alle Formen von weichen Gemüsen für gepreßten Salat nehmen. Tamari, Miso oder Salz können gegen Umeboshi ausgetauscht werden. Der Salat ist mit oder ohne Reisessig anzurichten. Würzen Sie nach eigenem Geschmack mit frischen Kräutern nach, zum Beispiel mit Zitronenmelisse, Thymian, Dill usw.

Wenn man einen gepreßten Salat aus Rettich zubereitet,

hilft das beim Abnehmen, und seit einiger Zeit sind im Naturkosthandel sehr praktische japanische Haushaltsgemüsepressen erhältlich, die die Zubereitung erleichtern.

## Rohkost

Frischer Salat hat viele Vorteile. Er ist leicht selbst anzubauen, einfach zuzubereiten, enthält viele Enzyme, die für die Verdauung wichtig sind, Chlorophyll und Vitamin C für das Blut, und er hilft auch, den Cholesterinspiegel im Blut zu senken. Besonders wenn man viel tierisches Eiweiß gegessen hat, besteht ein großer Bedarf an frischem Gemüse, ebenso bei Streß und Spannungen. Oft hört man, daß die Makrobiotik gegen Rohkost sei. Das ist ein völliger Irrtum, auch wenn wir behaupten, daß die heilende Wirkung der Rohkost oft überschätzt wird. Nur durch ausgewogenes Essen, ruhiges Leben und viel Liebe kann man sich selbst heilen. Traditionell haben wir in unserer Kultur nie vegetarisch gegessen oder uns ausschließlich von Rohkost ernährt, aber in unserem Zeitalter, wo tierische Produkte, Salz und chemische Zusätze so wichtig in unserer Nahrung geworden sind, ist das Interesse an rohem Essen enorm gestiegen. Ein bei uns beliebtes rohes Essen sind Keimlinge. Sie lassen sich jetzt an vielen Stellen kaufen, sie sind aber auch leicht selbst zu ziehen. Keimlinge enthalten große Mengen an Enzymen, Vitaminen, Eiweiß und Mineralien. Nach unserer Erfahrung fühlen die meisten Leute sich am wohlsten, wenn ungefähr ⅓ des Gemüses roh ist.

**Gegengewicht zu tierischer Nahrung**

Gemüse, die sich besonders gut für rohen Salat eignen: Neben allen Salatsorten auch Petersilie, Rettichgrün, Rübengrün, Frühlingszwiebeln, Brunnenkresse, Weißkohl, Chinakohl, Gurken, Keimlinge, Paprika, Möhren, Rettich und Bleichsellerie.

1 Salatkopf, 1 Teelöffel Umeboshi-Paste, 1 Eßlöffel Reisessig, 1 Eßlöffel Reismalz, 2 Eßlöffel frischer gehackter Schnittlauch.

Den Salat waschen und zerreißen. Sobald die Sauce fertig ist, alles vorsichtig mischen und sofort servieren.

### Festlichere Gemüsegerichte

1 Bündel Radieschen oder Eiszapfen-Rettich mit Blättern. Die Radieschen oder den Eiszapfen-Rettich gut waschen und in der Länge teilen. Dann mit dem Grün dämpfen.

### Tempura

1 ½ Tassen süße Kürbisstücke
1 Tasse Weizenmehl
1 Eßlöffel Kuzu oder Pfeilwurzelmehl
1 Prise Salz
¼ Teelöffel Zimt
1 Tasse Wasser
Sesamöl zum Fritieren

**Ein Leckerbissen**

Mehl, Salz, Zimt, Kuzu und Wasser zu einem dickeren Pfannkuchenteig zusammenrühren. Die Kürbisstücke eintauchen und in heißes Öl legen bis sie goldgelb sind. Eine Sauce aus ⅓ Tasse Tamari, ⅔ Tasse warmem Wasser und 1 Eßlöffel geriebenem Ingwer herstellen und zur Kürbis-Tempura servieren.

### Cole Slaw (Amerikanischer Krautsalat)

½ Wirsing
3 Möhren
6–8 Umeboshi-Pflaumen oder
2–3 Eßlöffel Reisessig
1 kleine Zwiebel
¼ Tasse Sesam-Paste Tahin
1 Teelöffel Öl
1 Prise Salz

Wirsing sehr fein schneiden und mit wenig Wasser und 2 Umeboshi-Pflaumen weich kochen. Die Möhren grob reiben und in wenig Öl andünsten, bis sie weich sind. Eine Salatsauce aus ½ Tasse Kohlbrühe, Umeboshi-Pflaumen, Tahin, Salz und fein geriebener Zwiebel herstellen. Alles kräftig schlagen, am besten im Mixer, und unter das Gemüse ziehen. Gleich servieren.

**Leichter Abschluß einer Mahlzeit**

## Farbiger Sauerkrautsalat

3 Möhren
1 Apfel
2 Eßlöffel Schnittlauch
½ Tasse Sauerkraut

**Noch leichter**

Möhren und Apfel grob reiben, Schnittlauch und Sauerkraut daruntermischen und gleich servieren.

## Sonnenblumen-Kohl

1 kleiner Blumenkohl
1 Prise Salz
*Sauce:*
1 Tasse Sonnenblumenkerne
1 Eßlöffel Tamari
1 Tasse Gemüsewasser
1 Teelöffel Kuzu oder Pfeilwurzelmehl
etwas geriebener Ingwer und Muskat

Den Kohl gut waschen, mit einer Prise Salz und etwas Wasser gar kochen. Den Ofen auf 250 Grad Celsius stellen, währenddessen die Sonnenblumenkerne in einer trockenen Pfanne rösten. Sonnenblumenkerne mit Gemüsewasser und Tamari im Mixer pürieren, danach aufkochen lassen und das in kaltem Wasser aufgelöste Kuzu unter Rühren beimischen und einige Minuten kochen lassen. Mit Ingwer und Muskat abschmecken. Diese Sauce über den Kohl gießen. 15 Minuten im Backofen überbacken. Mit frischer gehackter Petersilie garnieren.

**Leckere Sauce zum Blumenkohl**

## Kohltopf

2 Tassen fein gehackter Grünkohl
1 Tasse gehackter Chinakohl
1 Tasse geviertelter Rosenkohl
1 Eßlöffel Öl
½ Eßlöffel Tamari

**Bringt neue Energien**

Grünkohl leicht in warmem Öl andünsten, Rosenkohl nach 3–4 Minuten, Chinakohl nach weiteren 4–5 Minuten beifügen. Nach weiteren 5 Minuten mit Tamari abschmekken.

## Lorbeerwurzeln

3 Lorbeerblätter
2 Möhren
1 kleiner Weißrettich
1 Kohlrabi

Wasser mit Lorbeerblättern in einen Topf tun. Gemüse schneiden. In den Dämpfer legen und leicht dämpfen bis es knackig ist.

## Mamma Rosas Kohl

2 Eßlöffel Olivenöl
2 Zehen Knoblauch
2 Zwiebeln
½ Kopf Wirsing
½ Tasse Rosinen
2 Lorbeerblätter
¼ Tasse getrockneter Thymian
1 Eßlöffel Umeboshi-Paste oder
1½ Eßlöffel Reisessig

Fein gehackten Knoblauch und dünn geschnittene Zwiebeln in warmem Olivenöl andünsten. Dann den Wirsing, die Rosinen und die Lorbeerblätter dazugeben. Alles zusammen 15 Minuten köcheln lassen. Danach umrühren. Thymian und Umeboshi-Paste dazugeben. Servieren.

## Weißrettich-Sandwich

**Rettich und Steckrübe einmal ganz anders**

1 Weißrettich
2 Eßlöffel Sesam-Paste Tahin
1 Eßlöffel Tamari
2 Eßlöffel gehackte Petersilie

Weißrettich in dicke Scheiben schneiden und dämpfen. Tahin mit 2 Eßlöffeln Dämpfwasser, Tamari und gehackter Petersilie mischen. Zwischen zwei Scheiben Rettich servieren.

## Steckrüben-Sandwich

1 mittelgroße Steckrübe bzw. Kohlrübe
1 Prise Salz
½ Tasse Walnüsse
½–1 Eßlöffel Gerstenmiso
¾ Tasse fein gehackte Löwenzahnblätter oder
¼ Tasse fein gehackter Porree

Steckrüben in Stücke schneiden und im Wasser mit einer Prise Salz gar kochen. In der Zwischenzeit Walnüsse in einer trockenen Pfanne leicht rösten. Im Mixer mit Miso und wenig Wasser zerkleinern. Löwenzahnblätter daruntermischen. Die Füllung zwischen zwei Steckrübenscheiben servieren.

## Rettich in Shiro-Miso

1 mittelgroßer Rettich
3 Eßlöffel Shiro-Miso
½ Tasse Wasser

**Zur Ausscheidung**

Rettich in diagonale Stücke schneiden, Wasser und Shiro-Miso mischen und den Rettich darin ca. 15 Minuten kochen. Mit Kresse dekorieren.

## Rettichgrün mit Zitrone

1 Bündel Rettichgrün
1 Eßlöffel Sesamöl
1 Prise Salz
1 Eßlöffel Zitronensaft

**Das »Grünzeug« nicht wegwerfen**

Die feingeschnittenen sauberen Blätter in Öl leicht anbraten. Nach 5 Minuten Salz und Zitronensaft dazugeben. Sofort mit gerösteter Sesamsaat dekoriert servieren.

## Grüne Sauce

2 Tassen frische grüne Erbsen, im Winter vielleicht tiefgefrorene
1 Prise Salz
4 Tassen Wasser
3 Teelöffel Kuzu oder Pfeilwurzelmehl
1 Eßlöffel Shiro-Miso
1 Eßlöffel fein gehackte rote Paprika

**Ein farbenfrohes Gericht**

Salzwasser zum Kochen bringen, mit in kaltem Wasser eingeweichtem Kuzu andicken, die Erbsen beifügen. Zusammen mit Miso pürieren und mit fein gehackten Paprikaschoten abschmecken.

## Maronen-Tempura

1 Dose ungesüßtes Maronenmus
½ Eßlöffel Vanille
2 Zwiebeln
½ Tasse feines Weizenmehl
1 Eßlöffel Tamari
¼ Tasse Kuzu oder Pfeilwurzelmehl
Sesamöl zum Fritieren

Maronenmus mit fein gehackten Zwiebeln, Vanille, Weizenmehl und Tamari mischen. Kleine Bällchen machen und in Pfeilwurzelmehl wenden. In heißem Öl backen, bis sie leicht bräunlich und knusprig sind. Zusammen mit geriebenem Rettich, fein gehackter Petersilie und Tamari servieren.

## Rotkohl

1 kleiner Rotkohl
1 Eßlöffel Öl
1 Prise Salz
1 Tasse Apfelsaft
½ Tasse Rosinen

Den feingeschnittenen Rotkohl in Öl leicht andünsten. Eine Tasse Apfelsaft mit einer Prise Salz zum Kochen bringen, Rosinen und Kohl darin weich kochen. Eventuell mit Reisessig und gemahlenen Nelken nachwürzen.

## Dänische rote Bete

**Kleine Beilage**

4 rote Bete
2 Tassen Apfelsaft
1 Prise Salz
3 Eßlöffel Reisessig
4 Nelken

Rote Bete waschen und in Scheiben schneiden. Dann mit Apfelsaft, Essig, Salz und Nelken ca. ¾ Stunde gar kochen.

## Frühlingsrollen

**Zu jeder Jahreszeit**

*Teig:*
1 Tasse Weizenmehl
2 Eßlöffel Sesamöl
¼ Teelöffel Salz
¾–1 Tasse Wasser
Öl zum Fritieren
*Füllung:*
1 Zwiebel
¼ von einem kleinen Weißkohlkopf
1 kleine Sellerieknolle
¼ Tasse Wasser
1 Prise Salz
*Sauce:*
⅓ Tasse Tamari
⅓ Tasse Gemüsewasser
ca. 1 Eßlöffel roh geriebener Ingwer

Zwiebel und Kohl fein hacken, Sellerie in Würfel schneiden. Das Gemüse im Salzwasser ganz weich kochen, abtropfen und abkühlen lassen. Das Wasser für die Sauce aufheben. Den Teig aus Mehl, Salz, Öl und Wasser machen, ausrollen und in Vierecke schneiden. Das Gemüse gut einpacken, mit einer Gabel den Teig gut verschließen und in heißem Öl herausbacken. Auf saugfähigem Papier gut abtropfen lassen und mit Sauce servieren. Wasser und Tamari mischen, den geriebenen Ingwer pressen bis Saft kommt, mit Tamariwasser mischen und zu den warmen Rollen servieren. Der Teig kann wahlweise auch mit einer Prise Muskat oder Sesamsaat, die Sauce mit Knoblauch und/oder Senf gewürzt werden.

*Variationen für die Füllung:* kleine gekochte Fischstückchen, Krabben, Sojasprossen, Paprika, Bohnen usw.

### Grünkohl mit Sonnenblumenkernen

- 4 Tassen fein gehackter Grünkohl
- 1 Prise Salz
- ¾ Tasse Sonnenblumenkerne
- ½ Eßlöffel Tamari

**Schön knackig**

Grünkohl in wenig Salzwasser 5 Minuten kochen. Unter kaltem Wasser abspülen und abtropfen lassen. Sonnenblumenkerne in einer trockenen Pfanne rösten, bis sie goldbraun sind, die Kerne mit Tamari beträufeln, umrühren, dem Grünkohl beimischen und gleich servieren.

### Gebackener Sellerie

- 1 Sellerie
- 1 Teelöffel Öl
- 1 Teelöffel Tamari

**Würzig**

Sellerie gut säubern, in dicke Schnitze oder Scheiben schneiden. Backofen auf 250 Grad Celsius vorheizen. Die Scheiben mit Öl und Tamari bepinseln. Auf das eingefettete Backblech legen und ca. 45 Minuten backen.

## Maiskolben mit Sauce

4 Maiskolben, am besten mit Blättern
1 Prise Salz

*Sauce:*
1 Eßlöffel Umeboshi-Paste
1 ½ Eßlöffel Reismalz
2 Eßlöffel süßer Reiswein (Mirin oder Sake)

**Beliebter Spätsommergenuß**

Die Maiskolben mit einer Prise Salz ca. 15 Minuten weich kochen. Der Geschmack wird kräftiger, wenn der Mais in den Blättern gekocht wird. Alle Zutaten für die Sauce mischen und vorsichtig in einem kleinen Topf ca. 5 Minuten unter Rühren zusammenkochen. Gekühlt zu den warmen Maiskolben servieren. Einen reicheren Geschmack bekommt die Sauce, wenn man 1 Eßlöffel Maiskeimöl untermischt.

## Kohlrouladen

**Kohlrouladen – lieber ohne Fleisch**

4 große Weißkohlblätter
1 Prise Salz
2 Tassen gekochte Kichererbsen
1 gehackte Zwiebel
1 Tasse Sellerieblätter
1 Eßlöffel Tamari
1 Eßlöffel gehacktes Basilikum, frisch oder
1 Teelöffel getrocknetes Basilikum
1 Eßlöffel Sesam- oder Maiskeimöl

Wasser zum Kochen bringen, leicht salzen und die sauberen Kohlblätter 3–4 Minuten kochen. Die Blätter herausholen und abkühlen lassen. Die Kichererbsen pürieren, mit fein gehackten Sellerieblättern, Zwiebeln, Tamari und Basilikum würzen. Die Masse in die kalten Blätter füllen und mit Baumwollfäden zubinden. Die Rouladen in wenig Öl dünsten.

### Süß-saures Sauerkraut

3 Zwiebeln
1 Eßlöffel Öl
1 Teelöffel Tamari
1 Tasse Sauerkraut
1 Prise Thymian

Die Zwiebeln schälen und fein schneiden. Leicht in Öl andünsten und mit fein gehacktem Thymian und Tamari würzen. Sauerkraut dazugeben, 5 Minuten ziehen lassen, dann servieren.

### Möhrenaspik

3 Möhren
3 Tassen Wasser
1 Prise Salz
2 große Eßlöffel Agar-Agar-Flocken
2 Eßlöffel Shiro-Miso
2–3 Eßlöffel Zitronensaft

**Yin – für warme Sommerabende**

Möhren schneiden, im Salzwasser zusammen mit Agar-Agar weich kochen lassen. Pürieren mit Miso und Zitronensaft, in eine nasse abgekühlte Form füllen und abkühlen lassen. Vor dem Servieren stürzen.

### Möhren mit Senfgurken

3 Möhren
½ Tasse Senfgurken
2 Eßlöffel Senfgurkenwasser
1 Eßlöffel Tamari
1 kleine Zwiebel

**Pikant**

Möhren in dünne, runde Stücke schneiden, gar dämpfen und mit Senfgurken, 2 Eßlöffeln Senfgurkenwasser, Tamari und roh geriebener Zwiebel mischen.

## Brokkoliaspik mit Erdnußmus

3 Tassen Brokkoli
1 Prise Salz
3 Tassen Wasser
3 Eßlöffel Agar-Agar-Flocken
3 Eßlöffel Tamari
3 Eßlöffel Erdnußmus
2 Zehen Knoblauch

**Zum Fisch geeignet**

Brokkoli im Salzwasser kurz kochen bis sie weich sind. Kalt abspülen und in eine nasse abgekühlte Schale legen. Wasser mit Salz und Agar-Agar-Flocken zum Kochen bringen, nach 5 Minuten Tamari, Erdnußmus und fein gehackten Knoblauch dazugeben. Gut umrühren, dann über die Brokkoli gießen. Abkühlen lassen und mit Fisch servieren.

## Waldorf-Salat

**Yin – festlich**

1 kleiner Weißkohl
1 Prise Salz
2 rote Äpfel
1 Tasse entsteinte blaue Trauben
1 Tasse Walnüsse

*Sauce:*
1 Tasse frische, gehackte Sellerieblätter
½ Tasse Tofu
1 Eßlöffel Tahin
2 Eßlöffel Tamari
2 Eßlöffel Zitronensaft

Kohl fein schneiden und mit etwas Salz gar kochen. Kalt abspülen und abtropfen lassen. Walnüsse rösten, Äpfel in kleine Stücke schneiden und Kohl, Äpfel, Trauben und gehackte, geröstete Walnüsse untermischen. Für die Sauce werden alle Zutaten im Mixer geschlagen. Eventuell etwas warmes Kohlwasser dazugeben, um eine cremige Konsistenz zu bekommen. Sauce und Salat mischen und gleich servieren.

### Pastinaken-Zwiebel-Butter

| | |
|---|---|
| 2 Pastinaken | 1 Teelöffel Öl |
| 2 Zwiebeln | 1 Teelöffel Gerstenmiso |

**Süßer Brotaufstrich**

Pastinaken in kleinere Stücke schneiden, Zwiebel fein hacken und in Öl andünsten. Auf kleiner Flamme 15–20 Minuten kochen lassen. Wenn nötig, etwas Wasser dazugeben, mit Gerstenmiso anreichern und noch ein paar Minuten köcheln lassen. Pürieren und warm oder kalt als süße Beilage zum Brot oder als eine einfache Mahlzeit servieren.

### Gefüllte Zwiebeln mit Pilzen

| | |
|---|---|
| 4 große Zwiebeln | 1 Teelöffel Sesamöl |
| 1 Tasse Champignons | 1 Stange Kombu, 8 cm |
| 1 Eßlöffel Gerstenmiso | 1 Eßlöffel Tamari |
| 2 Eßlöffel Walnüsse | ½ Eßlöffel Apfelsinenschale |

**»Dekorativ«**

Die Zwiebeln aushöhlen. Pilze fein hacken, zusammen mit einem fein gehackten Zwiebelkern in Öl anbraten. Walnüsse rösten, fein hacken und mit Miso, Pilzen und Zwiebeln mischen. Die Füllung in die Zwiebeln geben, vielleicht eine Walnuß obenauf legen. Dann Kombu in einen Topf legen, 3–4 cm hoch Wasser auffüllen und die Zwiebeln darin ca. 15–20 Minuten vorsichtig gar kochen. Man kann Tamari und Apfelsinenschalen von Anfang an mitkochen oder gegen Ende der Kochzeit dazugeben.

### Kohl mit Melde

| | |
|---|---|
| 1 Tasse geschnittener Weißkohl | 1½ Tassen Wasser |
| 1 Tasse Meldeblätter | 1½ Eßlöffel Shiro-Miso |
| | 1 Eßlöffel Kuzu |

Wasser zum Kochen bringen, Kohl und Melde dazugeben, ein paar Minuten köcheln lassen. Miso und Kuzu, im Wasser aufgelöst, unter Rühren zu Kohl und Melde geben, ein paar Minuten kochen lassen. Nach Belieben mit roh geriebenem Meerrettich abschmecken.

## Wildes Gemüse

**Kräftige Wirkung**

Durch die Jahrhunderte haben Menschen überall auf der Welt nach eßbaren Kräutern gesucht. Sie sind billig, reich an Mineralien und wurden oft als Medizin benutzt. Sie stärken den Körper und helfen uns, altes Salz, Öl und Eiweiß auszuscheiden. Wildkräuter wachsen trotz ungünstiger Bedingungen fast überall. Hier sind einige unkomplizierte Methoden, um wilde Pflanzen zuzubereiten. Am Anfang ist ihr Geschmack vielleicht etwas exotisch, aber das Ausprobieren ist die Mühe wert.

### **Brennessel-Piroschki** (gefüllte Teigtaschen)

1 Tasse Weizenmehl
¼ Tasse Öl
1 Prise Salz
¼–⅓ Tasse Wasser
10 Tassen Brennesselblätter
Öl zum Fritieren

*Sauce:*
⅓ Tasse Tamari
⅓ Tasse warmes Wasser
1 Eßlöffel geriebener Ingwer

Einen Teig aus Mehl, Öl, Salz und Wasser herstellen. Mit einer Gabel mischen, dann einige Zeit kalt stellen. Inzwischen die Brennesselblätter dämpfen und abkühlen lassen. Den Teig ausrollen und mit einer Tasse ausstechen. Öl erhitzen, die runden Teigstücke mit Brennesselblättern belegen, den Teig wie zu einem Halbmond zur Hälfte überschlagen. Mit einer Gabel den Teig verschließen und einmal durchstechen. In einer Pfanne das Öl erhitzen, die

Teigtaschen knusprig braun backen und auf saugfähigem Papier abtropfen lassen. Die Sauce zusammenmischen und dazu servieren.

## Löwenzahn-Gemüse

2 Zwiebeln
1 Möhre, gestiftelt
1 kleine Tasse Löwenzahnwurzel

1 Teelöffel Öl
1–2 Teelöffel Gersten- oder Reismiso
¼–½ Teelöffel Zitronenschale

**Gut für Herz und Leber**

Die Zwiebeln in Monde schneiden und in warmem Öl andünsten. Zuerst die gestiftelte Möhre, danach die fein gehackte Löwenzahnwurzel dazugeben. Die Flamme kleiner stellen und die Mischung 20 Minuten köcheln lassen. Wenn nötig etwas Wasser dazugeben. Miso in etwas Wasser auflösen, dazugießen. Zum Schluß mit Zitronenschale abschmecken. Dieses Gericht ist sehr stärkend, blutreinigend und kreislaufanregend.

Löwenzahnwurzeln verlieren bei längerer Kochzeit (ca. 1 Stunde) ihre Bitterkeit.

## Huflattich-Salat

2 Tassen gekochte Möhrenstifte
1 Tasse gekochter Grünkohl
1 Tasse Huflattichblumen
1 Prise Salz

*Sauce:*
1 Eßlöffel Reisessig
1 Eßlöffel Reismalz
1 Teelöffel Tamari
1 Prise Salz

Die Huflattichblumen in etwas Salzwasser kochen, herausholen und abkühlen lassen. Die Sauce mischen und dem Huflattich vorsichtig beimengen.

### Klettenwurzel-Kinpira

**Kräftig Yang**

2 Tassen Möhrenstifte
1 Tasse Klettenwurzelstifte
1 Teelöffel Sesamöl
1 Teelöffel Gersten- oder Reismiso
1 Teelöffel roh geriebener Ingwer

In warmem Öl die Klettenwurzeln andünsten, dann mit den Möhrenstiften 20 Minuten auf kleiner Flamme anköcheln lassen. Dann Miso und einige Minuten später den Saft des ausgepreßten Ingwers dazugeben. Das Gericht ist stärkend und besonders gut für den Darm.

### Möhrensaft mit Löwenzahn

**Bittersüß**

4 große Möhren
2 Löwenzahnpflanzen mit Wurzeln und Blättern

Zutaten in einen Gemüse-Entsafter geben, zerkleinern. Mit etwas Zitronensaft servieren. Dieser Saft ist besonders reich an Enzymen.

## Suppen

Miso entsteht durch die natürliche Fermentation der Sojabohne mit Getreide (vor allem Gerste und Reis) und Meersalz in eine leichtverdauliche, würzige Paste. Unpasteurisiertes Miso ist enzymreicher und milder im Geschmack. Shiro-Miso (weißes Miso aus geschältem Reis) wird hauptsächlich wegen seines milden Geschmacks und seiner hellen Farbe verwendet, der gesundheitliche Wert ist geringer.

**Unentbehrlich**

Misosuppe essen wir gern und oft, denn sie hat einen besonders feinen Geschmack. Außerdem gibt es viele Variationen durch die verschiedenen Miso- und Gemüsesorten. Misosuppe tut dem Magen und dem Darm gut, denn sie wirkt basisch. Abgesehen von der wohltuenden Wirkung ist Misosuppe eine gute Eiweißquelle, die Mineralien und Vitamine enthält, sogar $B_{12}$, was in pflanzlicher Nahrung selten ist.

**Ein guter Anfang**

Als Vorspeise der Hauptmahlzeit ist die Misosuppe bei uns beliebt, viele fangen sogar das Frühstück mit dieser kräftigen Brühe an.

## Gemüsekombinationen für Misosuppe

Zwiebel, Karotten, Kraut *oder* Karotten, Lauch *oder* Karotten, Chinakohl *oder* Zwiebel, Chinakohl *oder* Rettich, Karotten, Lauch *oder* Karotten, Blumenkohl, Lauch.

### **Einfache Misosuppe** (Grundrezept)

1 Möhre
1 Zwiebel
1 ganz kleine Steck- oder Kohlrübe
8–10 cm Wakame
5–6 Tassen Wasser
4 Teelöffel Gerstenmiso
Petersilie oder
fein gehackter Porree zum Garnieren

Wakame in wenig Wasser einweichen. Zwiebel, Möhre und Steckrübe waschen und in regelmäßige Stücke schneiden. Das Gemüse mit einer Tasse Wasser aufsetzen und vorsichtig kochen, während Wakame in Stücke geschnitten wird. Dann Wakame und den Rest des Wassers dazugeben und alles ca. 10–15 Minuten kochen lassen. Miso in wenig Suppenwasser auflösen, sobald die Suppe fertig ist, dazugeben. Miso nicht kochen, wenn man die Milchsäurebakterien erhalten möchte. Warm mit Petersilie oder Porree servieren. Zusammen mit Brot und etwas Gemüseaufstrich ist die Suppe eine vollwertige Mahlzeit.

### Rettich-Misosuppe

**Bewirkt Ausscheidung**

- 1 Tasse Rettichstifte
- 1 Tasse Möhrenstifte
- ½ Tasse geschnittene Frühlingszwiebeln
- 5 Tassen Wasser
- 4 Teelöffel Gersten- oder Reismiso

Wie Grundrezept kochen.

### Misosuppe mit Mais

- 1 Tasse Möhrenstifte
- ½ Tasse Selleriestifte
- 1½ Eßlöffel Maiskörner
- 1½ Teelöffel Gersten- oder Reismiso

Wie Grundrezept kochen.

### Buchweizen-Suppe

**Stärkt und wärmt**

- 5 Eßlöffel Buchweizen
- ½ Tasse geschnittene Zwiebeln
- 1 Tasse süße Kürbisstücke
- ¼ Tasse Selleriewürfel
- ½ Tasse Möhren
- 6 Tassen Wasser
- ¾ Tasse fritierter Tempeh
- ½ Teelöffel Thymian
- 5 Teelöffel Reis- oder Gerstenmiso

Buchweizen leicht in einer trockenen Pfanne anrösten. Das Gemüse mit einer Tasse Wasser aufkochen. Den Buchweizen und den Rest des Wassers nach 5–7 Minuten dazugeben. 15 Minuten kochen lassen, bis der Buchweizen ganz weich ist. Dann mit Miso abschmecken, gleichzeitig die Tempeh-Stücke dazugeben. Diese Suppe ist stärkend für die Nieren, stark schleimlösend und empfehlenswert zum Abnehmen.

Nieren

### Frühlings-Suppe

½ Tasse gehackte Zwiebeln
½ Tasse gehackte Möhren
4 Tassen Wasser
4 Teelöffel Gersten- oder Reismiso
½ Tasse gehackte Brennesseln
½ Tasse gehackte Löwenzahnblätter

Wie Grundrezept kochen, die Kräuter aber erst zum Schluß beimengen, damit sie nicht zerkochen.

### Hirse-Kürbis-Suppe

½ Tasse Zwiebeln
½ Tasse Möhren
1½ Tassen Kürbisstücke
¼ Tasse fein geschnittene Frühlingszwiebeln
1 Tasse gekochte Hirse
5 Tassen Wasser
4 Teelöffel Gerstenmiso

**Gut für Milz und Bauchspeicheldrüse**

Das Gemüse mit einer Tasse Wasser fast gar kochen. Dann Hirse und den Rest des Wassers dazugeben. 10–15 Minuten köcheln lassen. Dann Miso dazugeben und warm mit gehackten Frühlingszwiebeln servieren. Eine stärkende und wärmende Suppe, die sich gut aus Getreideresten machen läßt.

### Cremige Gurken-Suppe

2 Gurken
1 Tasse gehackte Zwiebeln
¼ Tasse gehackter Sellerie
2½ Tassen Wasser
1 Prise Salz
3 Eßlöffel Shiro-Miso
4 Zitronenscheiben

**Yin-Suppe**

Die Gurken in kleine Stücke schneiden. Die Zwiebel in einer Tasse Wasser einige Minuten kochen lassen, bevor die Gurkenstücke dazugegeben werden. Pürieren und mit dem Rest Wasser zum Kochen bringen. Miso in einer halben Tasse Wasser auflösen. Zur Suppe geben und 5–10 Minuten warm halten. Warm oder kalt mit Zitronenscheiben servieren. Gurken-Suppe ist ein typisches Sommergericht.

### Grünkohl-Suppe

1 Tasse Porree
3 Tassen gehackter Grünkohl
1 Teelöffel Algen-Pulver
5 Tassen Wasser
2 Eßlöffel Shiro-Miso
1 Eßlöffel Gerstenmiso

**Herbstlicher Genuß**

Porree mit einer Tasse Wasser ein paar Minuten kochen, mit Algen-Pulver weitere 5 Minuten kochen. Grünkohl fein hacken, in einen Topf geben und 3–4 Minuten dämpfen, Wasser dazugießen, aufkochen lassen, danach klein stellen, so daß die Suppe heiß ist, aber nicht kocht. Miso in etwas warmem Suppen-Wasser auflösen und dazugeben. Mit gehackten Frühlingszwiebeln oder fein gehacktem Porree servieren.

### Tofu-Mais-Fisch-Suppe

**Reichhaltige Kombination zur Stärkung**

½ Tasse Möhren
½ Tasse Porree
100 g Tofu
100 g Fisch, weißfleischiges Filet
1 Tasse Mais
4 Teelöffel Gerstenmiso
5 Tassen Wasser
1 Prise Thymian
2 Eßlöffel Schnittlauch

Porree und Möhre mit einer Tasse Wasser ein paar Minuten kochen, dann das restliche Wasser, Miso, Tofuwürfel und Fischstücke dazugeben und alles leise 6 Minuten kochen; Maiskörner dazugeben und gar kochen. Eine Prise

Thymian und das aufgelöste Miso dazugeben. Die Suppe 10 Minuten warm stehenlassen. Mit reichlich geschnittenem Schnittlauch servieren.

### Krabben-Suppe

1 Tasse Zwiebeln
1 Teelöffel Öl
½ Tasse rote Paprikaschote
½ Tasse Maiskörner
1 Tasse Krabben
5 Tassen Wasser
5–6 Eßlöffel Tamari
2 Eßlöffel Zitronensaft
4 Zitronenscheiben

**Festliche Vorspeise**

Die Zwiebeln leicht in warmem Öl andünsten, Maiskörner und 1 Tasse Wasser dazugeben und aufkochen lassen. Den Rest des Wassers dazugießen, aufkochen lassen. Paprika 1 Minute mitkochen lassen, die Krabben hinzufügen. Tamari und Zitronensaft in die Suppe füllen. Mit einer Zitronenscheibe in jeder Schale servieren.

### Brennesselsuppe

1 Zwiebel
1 Möhre
4 Tassen frische Brennesselblätter
1 Teelöffel Öl
3 Tassen Wasser
4 Teelöffel Gerstenmiso
2 Eßlöffel Schnittlauch

**Blutreinigend**

Zwiebel in Halbmonde und Möhre in kleine Stifte schneiden, in Öl leicht anbraten. 2 Tassen Wasser dazugießen und fast weich kochen lassen. Die Brennesselblätter säubern und mit 1 Tasse Wasser dämpfen. Die Brennesselblätter hacken. Blätter und Wasser zur Suppe geben. Zusammen zum Kochen bringen, ein paar Minuten kochen lassen, mit Miso abschmecken und mit Schnittlauch garnieren.

### Sauerampfersuppe

2 Tassen Möhrenstifte
3 Tassen Wasser
1 Tasse Sauerampfer
1 Teelöffel Kuzu oder Pfeilwurzelmehl
⅓–½ Teelöffel Salz
2 Eßlöffel Schnittlauch

Möhren im Salzwasser kochen bis sie fast weich sind, währenddessen Sauerampfer fein hacken, dann dazugeben. Die Suppe mit dem in Wasser gelösten Kuzu andikken. Mit Schnittlauch servieren. Sauerampfer schmeckt im Frühling am besten. Er entlastet die Leber und hilft uns den Frühling zu genießen.

## Eiweißhaltige Gerichte

**Auch ohne Fleisch und Milch genug Eiweiß**

In diesem Kapitel beschäftigen wir uns damit, wie wir in einer natürlichen, traditionellen Eßweise genug gute, hochwertige Eiweißquellen finden können. Heute wird sehr viel Eiweiß in Form von Fleisch und Fleischwaren, Milch und Milchprodukten gegessen. Beides enthält zuviel Fett, darum gibt es in diesem Buch keine Rezepte mit Milch, Fleisch und Eiern. Es gibt aber viele Möglichkeiten, eiweißhaltige Lebensmittel mit wenig Fett zu finden. Bohnen enthalten Eiweiß, Kohlenhydrate, Eisen, Vitamine und Mineralien. Sie sind, wenn sie richtig zubereitet werden, leicht verdaulich und vielseitig in ihrer Verwendung. Tofu und Tempeh sind zwei neue, fernöstliche Produkte, die ständig populärer werden. Tofu stammt aus China und Japan und wird oft Sojakäse genannt. Es ist geschmacklos, enthält sehr viel Eiweiß und überhaupt kein Cholesterin. Mittlerweile gibt es eine Fülle schmackhafter Tofu-Rezepte. In jedem amerikanischen Supermarkt findet man verschiedene Formen von Tofu, Tofu-Eis und viele gefrorene Tofu-Desserts. Früher haben sich besonders Leute mit Milchallergien für Tofu interessiert, heute ist Tofu allen gesundheitsbewußten Menschen vertraut.

**Neue Geschmacks-erlebnisse**

Tempeh stammt aus Indonesien und ist ein fermentiertes Sojaprodukt. Es läßt sich auf viele verschiedene Arten verwenden, als Suppe, Aufstrich, Bratlinge. Tempeh ist intensiv, reichhaltig und befriedigt unser Verlangen nach fetteren Nahrungsmitteln wie Käse.

Seitan ist ein weiteres Eiweißprodukt. Es wird aus Weizenmehl hergestellt, ist einfach selbst zu Hause zu machen. Es hat eine fleischähnliche Konsistenz. Dieses Produkt ist noch ziemlich unbekannt, aber probieren Sie es mal, es lohnt sich. In manchen Naturkostläden können Sie Seitan in sehr unterschiedlichen Qualitäten kaufen.

Außerdem essen wir Fisch. Viele Menschen denken, daß makrobiotisches Essen vegetarisch ist. Das ist ein individueller Entschluß. Wir sehen, daß es Leute gibt, die sich wohler fühlen, wenn sie vegetarisch essen, und andere, die sich wohler fühlen, wenn sie ein- bis zweimal in der Woche Fisch essen. Das ist ganz natürlich, weil jeder Mensch anders ist. Also probieren Sie selbst, bei welcher Ernährung Sie sich am besten fühlen.

## Wie man Bohnen und Hülsenfrüchte kocht

1 Tasse Bohnen oder andere Hülsenfrüchte
3½ Tassen Wasser
¼ Teelöffel Salz
1 Stück Kombu, 5 cm lang

**Richtig zubereitet – gut verträglich**

Bohnen oder Hülsenfrüchte waschen und zusammen mit Kombu im Wasser 8–12 Stunden einweichen. Zum Kochen bringen und kochen lassen bis es fast fertig ist. Gegebenenfalls noch etwas Wasser zufügen. Die Zeit variiert von 20 Minuten bis zu 1½ Stunden, je nach Hülsenfrucht oder Bohne. Dann Salz dazugeben und die Mischung weitere 10–20 Minuten kochen lassen. Die Bohnen sollten immer sehr weich sein. Härtere Bohnen verursachen Blähungen. Wenn man damit Probleme hat, ist es empfehlenswert, bei allen Hülsenfrüchten das Einweichwasser wegzuschütten, die Bohnen mit Bohnenkraut zu kochen und/oder ½ Teelöffel roh geriebenen Ingwer vor dem Servieren zu den Bohnen geben. Am besten ist es, nicht zu viel zu essen.

### Azuki-Kürbis-Gericht

1 Tasse Azuki-Bohnen
4 Tassen Wasser
1½ Tassen süße Kürbisstücke
1 Stück Kombu, 8–10 cm
1 Eßlöffel Tamari

**Stabilisiert den Blutzucker**

Die Azuki-Bohnen mit Kombu über Nacht einweichen, nach ca. 80% der Kochzeit Kürbisstücke dazugeben. Die Kochzeit ist 2–2½ Stunden. Danach Tamari untermischen und weitere 10–15 Minuten köcheln lassen. Dieses Gericht ist sehr süß. Wenn man es gern noch süßer haben möchte, kann man mehr Kürbis nehmen. Das Azuki-Kürbis-Gericht hat man früher im Fernen Osten gegessen, um die Nieren zu stärken und zu reinigen.

### Azuki-Maronen-Gericht

**Süße Wohltat für die Nieren**

1 Tasse Azuki-Bohnen
4 Tassen Wasser
1 Tasse getrocknete Maronen
2 Stücke Kombu, je 5 cm
½ Tasse geschnittene Möhren
½ Tasse geriebene Zwiebeln
1 Eßlöffel Tamari

Die Bohnen in 2 Tassen Wasser mit einem Stück Kombu einweichen. Die Maronen getrennt in 2 Tassen Wasser mit Kombu einweichen. Wie das Azuki-Kürbis-Gericht kochen. Auch das Azuki-Maronen-Gericht hat einen etwas süßen Geschmack.

### Azuki-Suppe

1 Tasse Azuki-Bohnen
3 Tassen Wasser
1 Stück Kombu, 5 cm
4 Tassen Wasser
1½ Tassen Kürbisstücke
½ Tasse Zwiebelstücke
½ Tasse Möhrenstücke
¼ Tasse Selleriewürfel
3–4 Eßlöffel Tamari
Schnittlauch zum Garnieren

**Reinigt die Nieren**

Azuki-Bohnen einweichen und gar kochen. Die Hälfte der Bohnen pürieren. Eine Tasse Wasser mit dem Gemüse aufkochen, in 10–15 Minuten fast gar kochen. Danach die Bohnen und den Rest Wasser dazugeben und 10 Minuten zusammen mit Tamari kochen lassen. Mit fein gehacktem Schnittlauch servieren.

### Kuzu-Sauce mit Kichererbsen

1 Tasse gekochte Kichererbsen
1 Tasse Zwiebelringe
½ Tasse Porreestücke
¼ Tasse fein gehackte Sellerieblätter
½ Tasse frische Erbsen
1 Eßlöffel Öl
3 Tassen Wasser
½ Teelöffel Salz
1 Eßlöffel Tamari
4 Teelöffel Kuzu

**Darmstärkend**

Die Zwiebeln in dem warmen Öl ein paar Minuten andünsten, die restlichen Gemüsesorten dazugeben und 5 Minuten köcheln lassen. Kichererbsen, Salz und Wasser zusammen aufkochen lassen, mit Kuzu, angerührt in kaltem Wasser, andicken und ein paar Minuten mit Tamari kochen lassen. Servieren. Nach Bedarf kann auch Knoblauch als Gewürz verwendet werden. Die Kuzu-Sauce schmeckt gut zu Cous-Cous.

## Kichererbsen-Salat

**Köstlich mit Thymian**

1 Tasse gekochte Kichererbsen
1 Tasse gekochte Zwiebelstücke
1 Tasse gekochte Möhren
2 Eßlöffel geröstete Sonnenblumenkerne
½ Teelöffel gehackter Thymian
1 Eßlöffel Umeboshi-Paste
½ Eßlöffel Olivenöl

Mischen und ½ Stunde ziehen lassen. Servieren.

## Bunter Sojabohnen-Eintopf

1 Tasse gelbe Sojabohnen
3½–4 Tassen Wasser
5 cm Kombu
2 Shiitake-Pilze
4 Scheiben Lotus-Wurzel
2 Möhren
10 cm Klettenwurzel oder
2 Löwenzahnwurzeln
½ Tasse Selleriewürfel
1 Eßlöffel Tamari
1½ Teelöffel Kuzu
½ Teelöffel geriebener Ingwer

**Besonders stärkend**

Die Sojabohnen mit Kombu in 2½ Tassen Wasser 8–12 Stunden einweichen, dann Bohnen, Kombu, Einweichwasser, Shiitake-Pilze und Lotus-Wurzel 15 Minuten unter Druck kochen. Kombu und Shiitake herausholen und fein schneiden. Das Gemüse schneiden und im Druckkochtopf wieder 10 Minuten kochen. Jetzt Tamari dazugeben und vorsichtig 20–30 Minuten weiter kochen (nicht unter Druck). Kuzu, aufgelöst in kaltem Wasser, dazugeben und unter Umrühren noch ein paar Minuten kochen lassen. Mit Ingwer würzen und mit fein gehackter Petersilie servieren. Dieser Eintopf ist besonders stärkend.

## Schwarze Sojabohnen

1 Tasse Bohnen
3½ Tassen Wasser
5 cm Kombu
2 Eßlöffel Reismalz
1½ Eßlöffel Tamari
1 Prise Salz

**Gut für die Geschlechtsorgane und bei Unterleibsbeschwerden**

Die Sojabohnen mit Kombu und Salz einweichen, damit sie nicht zu sehr springen. Zum Kochen bringen und 4–5 Stunden auf einer kleinen Flamme köcheln lassen. Reismalz und Tamari zusetzen und eine weitere Stunde kochen lassen. Eventuell während der Kochzeit zusätzlich Wasser zu den Bohnen geben.

## Splittererbsen-Suppe

1 Tasse Erbsen
3 Tassen Wasser
5 cm Kombu
3 Tassen Wasser
1 Tasse Pastinakenstücke
1 Tasse Möhrenstücke
½ Tasse Porreestücke
2 Zehen Knoblauch
1 Eßlöffel frisches Basilikum oder
1 Teelöffel getrocknetes Basilikum
5 Teelöffel Miso

**Veredelte Erbsensuppe**

Die Erbsen werden eingeweicht, weich gekocht und nach ungefähr 1 Stunde püriert. Das Gemüse im Wasser fast gar kochen, Erbsenpüree dazugeben und weitere 10 Minuten köcheln lassen. Mit Miso und Basilikum würzen. Diese Suppe kann mit gelben oder grünen Splittererbsen oder mit Linsen gemacht werden.

## Tofu-Gratin

5 Zwiebeln, in Halbmonde geschnitten
300–400 g Tofu
5–6 Eßlöffel Miso
1 Teelöffel Sesamöl
1 Prise getrocknetes Basilikum

Die Zwiebeln in eine geölte Backform legen, Tofu und Miso zusammen pürieren und mit Basilikum würzen. Die Tofu-Mischung über die Zwiebeln geben und vorsichtig platt drücken. Im Backofen bei 225 Grad Celsius 1–1¼ Stunden backen, bis der Tofu oben braun ist und die Zwiebeln unten weich und süß sind.

**Auflauf ohne Käse**

## Gebratener Tofu

300–400 g Tofu
2 Tassen geschnittener Porree
1 Tasse geschnittene Möhren
2–3 Zehen Knoblauch
2–3 Eßlöffel Tamari
1 Eßlöffel Sesamöl

Öl in einer Pfanne erhitzen und das Gemüse ca. 7–8 Minuten anbraten. Dann den Tofu in Würfel schneiden und dazugeben. Tamari darüber träufeln und unter Deckel 5 Minuten schmoren.

**Bei Kindern beliebt**

## Tofu-Burger

300–400 g Tofu
1 Tasse fein gehackte Zwiebeln
3 Eßlöffel Miso
¼ Tasse Weizenmehl
2 Eßlöffel fein gehackte Sellerieblätter
2 Eßlöffel fein gehackte rote Paprika
Sesamöl zum Anbraten

Tofu, Miso, Gemüse und Mehl zusammenmischen, Frikadellen formen und in Öl 7–8 Minuten auf jeder Seite braten, oder im Backofen auf 200 Grad Celsius ¾ Stunde lang backen.

**»Makro-Hamburger«**

## Tempeh mit Sauerkraut

250–300 g Tempeh
½ Tasse Wasser
Sesamöl zum Fritieren
5 Zwiebeln, in Halbmonde geschnitten
3 Tassen Sauerkraut
2 Eßlöffel Miso
1 Stück Kombu, 5 cm lang

**Schmeckt jedem**

Tempeh wird in kleine Dreiecke geschnitten und in heißem Öl gebraten bis er goldbraun und knusprig ist. Dann zum Abtropfen auf saugfähiges Papier legen. Währenddessen Kombu in einen Topf legen, die Zwiebeln obenauf. Aufkochen lassen und Tempeh dazugeben. Nach 15–20 Minuten mit Miso würzen und das Sauerkraut untermischen. Tempeh mit Sauerkraut ist ein sehr stärkendes Gericht.

## Exotisches Tempeh

2 Tassen fritiertes Tempeh
½ Tasse Möhren
½ Tasse geschnittene grüne Paprika
½ Tasse geschnittene rote Paprika
½ Tasse fein geschnittene Äpfel
3 Tassen Wasser
½ Teelöffel Salz
1 Eßlöffel Tamari
3 Teelöffel Kuzu
1 Prise Curry

**Pikant**

Das Gemüse mit 1 Tasse Wasser und mit einer Prise Salz kochen. Den Rest Wasser und Salz dazugeben, zum Kochen bringen, mit Tamari würzen und mit Kuzu, aufgelöst in kaltem Wasser, andicken. Umrühren, währenddessen Tempeh, Äpfel und Curry dazugeben.

Die Äpfel können durch Ananas und der Curry durch Safran oder Paprikapulver ersetzt werden. Zu Nudeln oder gebratenem Reis servieren.

## Tempeh-Tempura mit Meerrettich-Sauce

**Für »Tempeh-Skeptiker«**

250–300 g Tempeh
Sesamöl zum Fritieren
*Sauce:*
⅓ Tasse Tamari
2 Eßlöffel Reisessig
2 Eßlöffel Sake
2 Eßlöffel warmes Wasser
2–3 Eßlöffel fein geriebener Meerrettich

Tempeh in Stücke schneiden und fritieren. Die Sauce mischen und über das gebackene Tempeh gießen.

## **Seitan** (Gluten)

1 kg eiweißreiches Vollweizenmehl (Sommerweizen)
Wasser
*Flüssigkeit für Seitan:*
8 cm Kombu
4 Scheiben frischer Ingwer
2 Zwiebeln
2 Zehen Knoblauch
2 kleine Pastinaken
4 Eßlöffel Gerstenmiso
1½ Liter Wasser

**Weizenfleisch**

Das Mehl sieben, dann mit genug handwarmem Wasser mischen, um einen relativ steifen, aber knetbaren Teig zu erhalten. 7 Minuten gründlich kneten. Dann den Teig in einer Schüssel unter lauwarmem Wasser 10–20 Minuten ruhen lassen. Danach den Teig vorsichtig in dem Einweichwasser kneten, um die Stärke auszuwaschen. Wenn das Wasser dick und milchig ist, wird es zur Seite gestellt (es kann für Saucen, Eintöpfe, Nachtische usw. benutzt werden). Dann mehr Wasser zu dem Teig geben und das weiche Waschen fortsetzen, bis das Gluten in einer grauen, gummiartigen Masse zusammenhält. Das Auswaschen unter laufendem Wasser fortsetzen, bis keine Stärke und Kleie mehr herauskommen und man eine reine Eiweißmasse hat. Die Eiweißmenge ist abhängig vom Eiweißgehalt des Mehls.

Jetzt muß der Gluten gekocht werden. Wasser im

Druckkochtopf erwärmen, Kombu, Ingwer, große Stücke Zwiebel und Pastinaken, den grob gehackten Knoblauch und Miso dazugeben. Den Gluten in 2 cm große Würfel schneiden, die Stücke in die heiße Brühe legen und unter Druck 45 Minuten kochen. Danach kann das Seitan als Beilage zu Reis, Nudelgerichten, Gemüse und vielen andren Gerichten serviert werden. Seitan ist sehr eiweißreich und leicht verdaulich.

## Süß-saures Seitan

2 Tassen gekochte Seitanstücke
1 Tasse Möhren
1½ Tassen Wasser
1 Eßlöffel Umeboshi-Paste
2 Eßlöffel Reismalz
½ Eßlöffel Reisessig
2 Eßlöffel Kuzu

**Wie Gulasch**

Die Möhren in Würfel schneiden und in ½ Tasse Wasser gar kochen. Dann Wasser und Seitan dazugießen und aufkochen lassen. Kuzu, Umeboshi-Paste und Reismalz in Wasser auflösen. Diese Mischung unter Rühren zu dem kochenden Seitan geben. Nach 2 Minuten Essig dazugießen. Mit gehacktem Schnittlauch servieren.

## Seitan-Kotelettes

1 kg eiweißreiches Vollweizenmehl (Sommerweizen)
Wasser
*Flüssigkeit für Seitan:*
8 cm Kombu
4 Scheiben frischer Ingwer
2 Zwiebeln
2 Zehen Knoblauch
2 kleine Pastinaken
4 Eßlöffel Gerstenmiso
1½ Liter Wasser
*Teig:*
½ Tasse Vollweizenmehl
¾ Tasse Wasser
½ Eßlöffel Kuzu
½ Teelöffel Salz
1 Tasse Paniermehl
Sesamöl zum Fritieren

Seitan wie oben zubereiten, nur nicht in kleine Würfel, sondern in Scheiben wie Kotelettes schneiden. Wenn die Kotelettes fertig gekocht sind, herausholen und abtropfen lassen.

**Paniert – beliebt**

Mehl, Wasser, Kuzu und Salz zusammenmischen. Die trockenen Kotelettes in den Teig legen, in Paniermehl wenden und fritieren bis sie goldbraun und knusprig sind. Diese Kotelettes können vorbereitet und dann im Ofen wieder erwärmt werden. Mit Reis und Champignon-Sauce servieren.

## Tofu-Sauce

½ Tasse Tofu
1 Teelöffel Umeboshi-Paste
1 Eßlöffel Shiro-Miso
1 Teelöffel Reisessig
2–3 Eßlöffel Wasser

Tofu leicht dämpfen, im Mixer mit allen anderen Zutaten cremig pürieren. Die Wassermenge variiert je nach Tofu. Weiches Tofu enthält mehr Wasser, dann muß die Wassermenge in der Sauce kleiner sein.

## Grüne Tofu-Sauce

**Schöner Farbenzusatz**

½ Tasse Tofu
1 Teelöffel Umeboshi-Paste
1 Eßlöffel Shiro-Miso
1 Teelöffel Reisessig
2–3 Eßlöffel Wasser
2 Eßlöffel Petersilie
2 Eßlöffel Schnittlauch
1 Eßlöffel roh geriebene Zwiebeln

Tofu leicht dämpfen, im Mixer mit allen anderen Zutaten cremig pürieren.

## Tofu-Käse

| | |
|---|---|
| 400–500 g Tofu | ½ Tasse Miso |

**»Echter« Käse**

Tofu abtropfen lassen und eine ca. 1½ cm dicke Schicht Miso über das Tofu decken. Wenigstens 3 Tage stehenlassen. Miso wegschütten. Tofu in Scheiben schneiden und auf Brot servieren. Nach 5 Tagen schmeckt der Tofu-Käse wie Roquefort, man kann ihn auch pürieren und mit Kräutern versetzen.

## Möhren-Pastinaken-Aufstrich

| | |
|---|---|
| 3 Möhren | ½ Tasse Wasser |
| 2 Pastinaken | 2 Eßlöffel Tahin |
| 1 Prise Salz | 1 Eßlöffel Umeboshi-Paste |

**Lecker auf Sauerteigbrot**

Das Gemüse mit einer Prise Salz in Wasser weich kochen. Tahin 1 Minute mitdämpfen. Im Mixer mit Umeboshi-Paste pürieren.

Dieser Aufstrich ist mild im Geschmack. Man kann nach Bedarf mehr Tahin und/oder mehr Umeboshi dazugeben.

## Zwiebel-Senf-Mus

| | |
|---|---|
| 4 Zwiebeln | 3 Eßlöffel ungesüßter Senf |
| ½ Tasse Wasser | 1 Prise Salz |
| 3 Eßlöffel Shiro-Miso | |

**Würzig-süß**

Die Zwiebeln in Stücke schneiden, im Wasser, mit einer Prise Salz, weich kochen, überflüssiges Wasser für die Suppe zur Seite stellen. Zwiebeln, Miso und Senf pürieren und servieren.

## Grüner Erbsen-Aufstrich

**Auch das kann man auf Brot streichen**

2 Tassen frische grüne Erbsen, im Winter vielleicht tiefgekühlte
1 Prise Salz
1 Tasse Wasser
1 Eßlöffel Miso

Erbsen in Wasser mit einer Prise Salz gar kochen. Aus der Kochbrühe nehmen und zusammen mit Miso pürieren.

## Humus

1 Tasse gekochte Kichererbsen
½ Tasse Wasser
1 Eßlöffel Zitronensaft
2 Eßlöffel Tahin
1½ Eßlöffel Umeboshi-Paste
1 Eßlöffel roh geriebene Zwiebeln
1 Zehe Knoblauch

Mischen, pürieren und servieren.

## Weißer Bohnen-Aufstrich

2 Tassen gekochte weiße Bohnen
1 Teelöffel Salz
1 Eßlöffel Maiskeimöl
2 Eßlöffel frische, gehackte Sellerieblätter

Bohnen, Öl und Salz pürieren, Sellerieblätter dazugeben.

## Tempeh-Paste

**Schön sättigend**

1 Tasse Tempehstücke
2 Zwiebeln
1 Möhre
½ Tasse Wasser
2 Eßlöffel Gerstenmiso
2 Zehen Knoblauch
1 Eßlöffel Senf

Tempeh, Möhren- und Zwiebelstücke mit wenig Wasser weich kochen. Alle Zutaten pürieren und in eine geölte Backform füllen. Bei 225 Grad Celsius ca. ½ Stunde backen.

### Linsen-Paste

2 Tassen gekochte Linsen
2 Tassen gekochte Zwiebeln oder Möhren
2 Eßlöffel Gerstenmiso
2 Eßlöffel Tamari
2 Eßlöffel Tahin
2 Zehen Knoblauch
2 Eßlöffel Gewürze nach Geschmack wie Thymian, Oregano oder Basilikum

**Pasten als Brotaufstrich**

Alle Zutaten im Mixer pürieren, in eine geölte Form füllen und ½ Stunde bei 225 Grad Celsius backen.

### Rührei-Tofu

½ Tasse feingehackte Zwiebeln
1 Tasse feingehackte Champignons
3 Tassen zerkrümeltes Tofu
1½ Eßlöffel Öl zum Braten
2 Eßlöffel Tamari
2–3 Eßlöffel Schnittlauch

Öl in einer Pfanne erhitzen. Zwiebeln darin anbraten. Pilze und Tofu hinzufügen. Bei starker Hitze ein paar Minuten gut durchbraten. Tamari über die Bratmischung geben, Schnittlauch darüber streuen. Servieren.

### Gedämpfter Fisch in Zitronen-Sauce

400 g Filets von weißfleischigem Fisch, wie Scholle, Heilbutt, Rotbarsch, Dorsch usw., Wasser zum Dämpfen.

Den Fisch in Stücke schneiden und vorsichtig dämpfen bis er gar ist. Wenn man zu lange dämpft, zerfällt der

Fisch, wird trocken und uninteressant im Geschmack. Für weißfleischigen Fisch in Stücken ist normalerweise eine Dämpfzeit von 2½–5 Minuten die richtige. Dieser Fisch ist leicht verdaulich, enthält nicht zuviel Fett und ist schnell zubereitet. Das Dämpfwasser aufheben und als Grundlage für Zitronen- oder Meerrettich-Sauce benutzen (siehe Seite 203).

**Fisch leicht bekömmlich**

## Gedämpfte Heringsrollen in Senf-Sauce

350 g Heringsfilets
½ Tasse gehackte Petersilie
½ Tasse gehackter Dill
½ Tasse fein gehackte Zwiebeln
Wasser zum Dämpfen

**Skandinavischer Genuß**

Die Heringsfilets werden mit der Haut nach unten gelegt, Petersilie und Zwiebeln oder Dill und Zwiebeln werden darüber gestreut. Die Filets zusammenrollen. Dann in einem Gemüsedämpfer Filets dicht aneinander legen und 8–10 Minuten weich dämpfen. Das Dämpfwasser wird aufgehoben als Grundlage für die Senf-Sauce (siehe Seite 203).

Fischrollen in eine feuerfeste Form legen, Sauce über den Fisch gießen, noch 10 Minuten überbacken. Man kann auch Meerrettich-Sauce statt der Senf-Sauce benutzen.

## Gebackene Forelle

Eine Forelle pro Person
3 Eßlöffel Tamari
4–5 Eßlöffel Zitronensaft
frische Kräuter wie Thymian, Pfefferminze, Knoblauch oder Oregano

**Für anspruchsvolle Gäste**

Den Fisch innen und außen waschen und auf eine feuerfeste Schüssel legen. Tamari, Zitronensaft und Kräuter dazugeben, den Fisch mit Alu-Folie zudecken und bei

250 Grad Celsius 20 Minuten backen. Dann probieren, ob der Fisch gar ist und ob er vielleicht noch etwas mehr Zitronensaft oder Tamari braucht. Den Fisch ohne Alu-Folie noch 5 Minuten in den Backofen stellen, bis die Haut knusprig geworden ist. Zur Forelle paßt gut Zitronen- oder Pilz-Sauce (siehe Seite 201 und 203).

## Krabben-Tempura

2 Tassen Krabben
*Teig:*
1 Tasse Vollweizenmehl
1 Eßlöffel Kuzu oder Pfeilwurzelmehl
1 Eßlöffel weiße oder schwarze Sesamsaat
½ Teelöffel Salz
1 Tasse Wasser
Sesamöl zum Fritieren
*Sauce:*
⅓ Tasse Zitronensaft
1 Eßlöffel Reismalz
1 Teelöffel Tamari
1 Eßlöffel Senf

**Bei Lust auf tierische Nahrung**

Mehl, aufgelöstes Kuzu, Salz, Sesamsaat und Wasser mischen, während das Öl heiß wird. Die Krabben leicht abtrocknen, in den Teig tauchen und in dem heißen Öl backen bis sie goldbraun sind. Herausholen und auf saugfähiges Papier legen, damit sie abtropfen können. Zusammen mit der Sauce servieren. Diese Methode kann man auch bei weißem Fisch benutzen. Man kann eine Prise Muskat in den Teig tun und eine andere Sauce erfinden.

## Kräuterlachs auf schwedische Art

1 kg frischer Lachs
2 Eßlöffel Salz
3 Eßlöffel Reismalz
2–3 Tassen gehackter Dill

**Für Feinschmecker**

Den Fisch am Rückgrat entlang in zwei Teile teilen. Das Rückgrat entfernen, dann in eine Glasschüssel mit der Hautseite nach unten legen. Salz und Reismalz mischen, die Hälfte auf jeden Teil geben und Dill darüber streuen. Jetzt wird der Fisch wieder zusammengelegt. 12 Stunden ruhen lassen, dann umdrehen. So bleibt er 3–6 Tage und ist dann servierbereit. Vor dem Servieren den Fisch sehr dünn in Scheiben schneiden und auf Brot, je nach Geschmack zusammen mit Tofu-Sauce servieren.

### Senf-Hering

¾ kg Heringsfilets
1 Tasse Reisessig
*Sauce:*
2 Eßlöffel Senf
½ Eßlöffel Salz
4 Eßlöffel Reismalz
¼ Tasse Sesamöl
1½ Tassen fein gehackter Dill

**Skandinavische Vorspeise**

Essig über die Filets gießen und 1 Stunde stehenlassen, bis das Fleisch weißer ist. Jetzt ist der Essig sehr ölig geworden und wird weggeschüttet. Für die Sauce werden Senf, Salz und Reismalz gemischt. Das Öl wird unter ständigem Rühren langsam dazugegossen und Dill zugegeben. Die Heringsfilets in die Sauce legen und im Kühlschrank 2–4 Tage stehenlassen. Auf Brot servieren. Nach Geschmack und Belieben mit Tofu-Sauce und dänischer roter Bete.

## Algen

Algen sind für die meisten Leute noch ein sehr neues Lebensmittel. Am Anfang meinen viele, daß sie merkwürdig oder exotisch schmecken.

**Reich an Mineralien – entgiftend**

Warum sollte man Algen essen? Algen enthalten Eisen, A-, $B_{12}$- und C-Vitamine, Eiweiß und Mineralien, besonders sehr viel Calcium. Sie bieten eine billige und einfache Calciumquelle, und sind dabei viel effektiver als Milch.

Außerdem beinhalten Algen Jod, das für die Schilddrüsenfunktion wichtig ist. Nach Tschernobyl sind Algen außerdem bekannt geworden, weil sie Alginsäure enthalten. Sie ist unverdaulich, bindet aber schwere Metalle wie Blei und Kadmium sowie radioaktive Substanzen wie Strontium 90 im Verdauungstrakt, die der Körper so ausscheiden kann. Nachfolgend eine Reihe von Rezepten, durch die Sie lernen, Algen zu genießen. Probieren Sie es einfach selbst, die Anwendungsmöglichkeiten sind groß. Wenn man sich daran gewöhnt hat, ist der Geschmack von Algen sehr angenehm.

### Misosuppe mit Wakame

1 Tasse feingeschnittene Zwiebeln
1 Teelöffel Sesam- oder Maiskeimöl
8 cm Wakame
4 Tassen Wasser
4 Teelöffel Gerstenmiso
2 Teelöffel gehackte Petersilie oder Schnittlauch

**Algen – unauffällig**

Wakame in einer Tasse Wasser einweichen. Einen Suppentopf erhitzen, das Öl eingießen und die Zwiebelstücke 2–3 Minuten andünsten. 1 Tasse Wasser dazugeben und alles ca. 5 Minuten kochen. Inzwischen Wakame aus dem Wasser holen, die Stengel entfernen und sehr klein hakken, den Rest Wakame in feine Streifen schneiden und beides in den Suppentopf geben. Das restliche Wasser und das Einweichwasser von Wakame zu der Suppe schütten und alles noch ein paar Minuten zusammen kochen. Dann etwas von der Flüssigkeit nehmen und das Miso darin anrühren. Diese Mischung in die Suppe gießen und noch einige Minuten zusammen ziehen lassen. Vor dem Servieren mit Petersilie oder Schnittlauch bestreuen.

## Wakame-Gurkensalat

**Ausgeprägt yin**

1 Gurke
8–10 cm Wakame

½ Apfelsine
8–10 Oliven

*Salatsauce 1:*
1½ Eßlöffel Shiro-Miso
1½ Eßlöffel Apfelsinensaft
1 Teelöffel fein geriebene Zwiebel

*Salatsauce 2:*
2 Eßlöffel Reis- oder Apfelessig
1 Eßlöffel Reismalz
1 Teelöffel roh geriebene Zwiebel

Wakame im Wasser einweichen. Die Gurke waschen und in kleine Vierecke schneiden. Die Oliven klein hacken. Dann Wakame aus dem Wasser holen und fein schneiden. Jetzt die Gurke, Wakame, Salz und kleine Apfelsinenstücke mischen. Die Zutaten für eine Salatsauce mischen und darüber gießen. Nach 20 Minuten servieren.

## Fritierte Kombu

**Für den Skeptiker**

3 Stangen Kombu
Sesamöl zum Fritieren

Kombu im Wasser ½ Stunde einweichen, dann abtrocknen. Das Öl erhitzen und die Kombualge in 2 Zentimeter lange Stücke schneiden. In kochendes Öl geben, nach ca. 1½–2 Minuten herausholen. Dann sollten die Kombustücke knusprig sein. Auf saugfähigem Papier abtropfen lassen. Gleich servieren, sonst wird das Kombu weich.

## Shio-Kombu

1 Tasse geschnittene Champignons
6 Stangen Kombu

1½ Tassen Wasser
1 Eßlöffel Öl
1½ Eßlöffel Tamari

**Zum »Yangisieren«**

Kombu im Wasser 10 Minuten im Druckkochtopf kochen. Inzwischen die Pilze in heißem Öl anbraten. Die Kombustangen herausholen und in 1 cm große Stücke schneiden, zu den Pilzen geben. Nach 5–10 Minuten Tamari oder Shoyu dazugeben. Dann die Hitze herunterstellen und noch 15 Minuten ziehen lassen.

### Ingwer-Kombu mit Gemüse

4 Stangen Kombu
4 Scheiben Ingwer
1 Tasse Zwiebeln in Monden
1 Tasse Möhren in Streifen
1 Tasse Wasser
1½ Eßlöffel Tamari

Kombu 10 Minuten in Wasser im Druckkochtopf kochen. Ingwer in feine Streifen schneiden und in einen Topf legen. Darüber Möhren, Zwiebeln und zum Schluß fein geschnittenen Kombu schichten. ¼ Tasse vom Kombu-Kochwasser dazugeben, 15 Minuten kochen, dann Tamari dazugeben, 5 Minuten weiter köcheln lassen. Warm servieren.

### Nori

**In Sekunden fertig**

1 Blatt Nori vorsichtig über einer offenen Flamme oder über dem Herd rösten bis er grün ist. Zerkrümeln und über Reis, in Suppen und auf Gemüse servieren.

### Nori-Gewürz

2 Blätter Nori
¼ Tasse Wasser
½ Eßlöffel Tamari

**Löst alte Fettpolster**

Nori 5 Minuten in Wasser einweichen. Tamari dazugeben und beides ½ Minute kochen lassen. Warm servieren. Dieses Gewürz wurde traditionell gegen Husten verwandt.

## Fritierte Nori

2 Blätter Nori
2 Eßlöffel feines Weizenmehl
½ Teelöffel Pfeilwurzelmehl
1 Prise Salz
3–4 Eßlöffel Wasser
Sesamöl zum Fritieren

**Wirklich überzeugend**

Die Nori-Blätter mit einer Schere in je 8 Dreiecke schneiden. Weizenmehl, Pfeilwurzelmehl, Salz und Wasser mischen, bis ein Pfannkuchenteig entstanden ist. Das Öl erhitzen. Die Nori-Stücke mit einer Seite in den Pfannkuchenteig und dann in das kochende Öl legen. Nach ca. 3 Minuten, wenn die Mehlseite goldbraun ist, die Nori-Stücke herausholen und auf saugfähiges Papier legen. Servieren.

## Palmas Arame-Rolle

1½ Tassen Arame
1 Tasse Wasser
1½ Eßlöffel Tamari
*Teig:*
1 Tasse feines Weizenmehl
1 Prise Salz
1 Eßlöffel geriebene Zitronenschale
2 Eßlöffel Sesamsalz
¼ Tasse Maiskeimöl
¼ Tasse Wasser

**Etwas für Schlemmer**

Arame einweichen und alle Zutaten für den Teig mit einer Gabel zusammenmischen. In den Kühlschrank stellen. Arame mit etwas Einweichwasser ca. 20 Minuten gar kochen, abtropfen lassen. Den Teig zu einem rechteckigen Stück ausrollen und die Arame darauflegen. Zusammenrollen und die Enden mit einer Gabel fest verschließen. Mit der Gabel Löcher in die Rolle stechen. Etwa 1 Stunde bei 250 Grad Celsius backen, bis die Rolle goldbraun ist.

## Arame mit Shiitake

1½ Tassen trockene Arame
1 Tasse Wasser
4 Stück Shiitake-Pilze
1 Teelöffel Öl
1 Eßlöffel Tamari

**Entschlackend**

Arame im Wasser einweichen. Die eingeweichten Pilze fein schneiden, die Stiele wegwerfen. Das Öl erhitzen, die Pilzstücke leicht anbraten. Die Arame dazugeben und mitbraten. Ein paar Eßlöffel Einweichwasser zusammen mit Tamari in einen Topf geben. 20 Minuten auf ganz kleiner Flamme köcheln lassen. Den Rest des Arame-Einweichwassers kann man zum Pflanzengießen benutzen.

## Süß-saure Arame mit Möhren

1½ Tassen trockene Arame
2 Tassen Möhren
1 Tasse Wasser
1 Eßlöffel Tamari
2 Eßlöffel Reisessig
1 Eßlöffel Reismalz

Arame im Wasser einweichen, die Möhren in lange Stifte schneiden. Arame in den Topf legen, 2 Eßlöffel Einweichwasser, Reismalz, Reisessig und Tamari dazugeben, die Möhrenstifte obenauf legen. 20–25 Minuten köcheln lassen. Kurz vor dem Servieren mischen.

## Arame mit Senf

1½ Tassen Arame
1 Tasse Wasser
1 Eßlöffel Tamari
1 Eßlöffel Schnittlauch
3 Eßlöffel Senf ohne Zucker

**Wenig Algengeschmack**

Arame im Wasser einweichen. Danach Arame und Tamari in wenig Einweichwasser ca. 20 Minuten gar kochen. Mit Senf und Schnittlauch abschmecken.

## Hiziki mit Knoblauch und Mandeln

1½ Tassen trockene Hiziki
2 Tassen Wasser
1 Eßlöffel Tamari
½ Eßlöffel Öl
2 Zehen Knoblauch
3 Eßlöffel gehackte geröstete Mandeln

**Schmeckt nach Meer**

Hiziki 30 Minuten in Wasser einweichen. Das Einweichwasser wegschütten und Hiziki abspülen. Dieser Vorgang entfernt den starken Eigengeschmack von Hiziki und macht sie für viele Menschen schmackhafter. Grundsätzlich ist es aber nicht nötig. Das Öl erhitzen, Hiziki leicht anbraten, feingehackten Knoblauch dazugeben und auf kleiner Flamme zusammen mit Tamari 20–25 Minuten kochen lassen. Zum Schluß die Mandeln untermischen.

## Hiziki-Salat

½ Gurke
½ Tasse gekochte Hiziki
1 Tasse Sauerkraut
3 Eßlöffel Schnittlauch

Alles mischen und gleich servieren.

## Hafer-Dulse-Brei

1 Tasse Hafer
3 Tassen Wasser
¼ Tasse Dulse
¼ Tasse Rosinen

Hafer in einem Sieb waschen, mit Wasser und Rosinen aufkochen lassen. Inzwischen Dulse waschen und mit einer Schere in Stücke schneiden. Alles ungefähr 1 Stunde auf kleiner Flamme kochen.

### Fischsalat mit Dulse

200 g Filet von weißfleischigem Fisch, z. B. Scholle, Dorsch, Rotbarsch
1 Tasse Wasser
¼ Tasse Dulse
¼ Tasse Wasser
½ Tasse Gurke
1 Tasse Maiskörner
¼ Tasse Wasser
¼ Tasse gehackter Dill
*Salatsauce:*
3 Eßlöffel Zitronensaft
1½ Eßlöffel Reismalz
1½ Teelöffel Tamari

**Auch mit Fisch vorzüglich**

Fisch in Stücke schneiden und im Wasser 1½–2 Minuten gar dämpfen. Gurke in Stücke schneiden, Mais gar kochen und alle Zutaten vorsichtig mischen. Die eingeweichte Dulse in 1 cm große Stücke schneiden. Die Salatsauce mischen, Dulse dazugeben. Den Salat 20 Minuten ziehen lassen. Servieren.

## Saucen

**Leckere Saucen auch ohne Mehl**

Würzige Saucen runden den Geschmack einer Mahlzeit ab und sorgen für Ausgewogenheit. Mehlsaucen kommen in der makrobiotischen Küche nicht oft vor, weil sie schwer im Magen liegen. Auch wer abnehmen möchte, sollte sie meiden. Kuzu oder Pfeilwurzelmehl sind nicht nur leichter, sondern besonders Kuzu wurde traditionell dazu benutzt, Darm und Verdauungsorgane zu stärken.

### Zwiebel-Sauce

2 Zwiebeln
2 Zehen Knoblauch
1 Eßlöffel Öl
3 Tassen Wasser
2 Eßlöffel Miso
3 Teelöffel Kuzu
½ Teelöffel getrocknetes Basilikum oder
1 Eßlöffel frisch gehacktes Basilikum

Die Zwiebeln und Knoblauch fein hacken, beides in erwärmtem Öl 10 Minuten andünsten. Wasser dazugeben und aufkochen lassen. Miso und Kuzu in wenig Wasser auflösen und unter Umrühren ein paar Minuten kochen lassen. Zum Schluß mit Basilikum würzen.

### Pilz-Sauce

2 Tassen in Scheiben geschnittene Champignons
¼ Tasse Selleriewürfel
1 Eßlöffel Öl
2 Tassen Wasser
3 Teelöffel Kuzu
2 Eßlöffel Miso
1 Eßlöffel Tahin
½–1 Eßlöffel Zitronensaft

**Unsere Lieblingssauce**

Pilze und Sellerie in erwärmtem Öl andünsten. Wasser dazugeben und aufkochen lassen. Miso, Kuzu und Tahin mit wenig Wasser anrühren, dazugeben und ein paar Minuten kochen lassen. Zum Schluß mit Zitronensaft abschmecken. Nach Geschmack mit Miso anreichern.

Diese Sauce eignet sich zu Bratlingen, gebackenem Fisch, gekochtem Fisch, Reis, Nudeln usw.

### Süß-saure Sauce

1 Tasse Möhrenstifte
1 Tasse Maiskörner
⅓ Tasse rote Paprikaschote
3 Tassen Wasser
3 Teelöffel Kuzu
1 Prise Salz
2 Eßlöffel Umeboshi-Paste
2 Eßlöffel Reismalz
1 Teelöffel Reisessig

**Paßt gut zu Blumenkohl, Reis, gedämpftem Fisch und chinesischem Essen**

Das Gemüse leicht mit einer Prise Salz dämpfen. Wasser zum Kochen bringen, mit aufgelöstem Kuzu andicken und unter Umrühren ein paar Minuten kochen lassen. Umeboshi-Paste, Reismalz und Reisessig beimengen. Zum Schluß das Gemüse dazugeben. Gleich servieren.

### Rote Spaghetti-Sauce

2 große Möhren
1 mittelgroße rote Rübe
4 Tassen Wasser
1 Prise Salz
4 Teelöffel Kuzu
1½–2 Eßlöffel Miso
1½–2 Eßlöffel Umeboshi-Paste
½ Teelöffel Oregano
½ Teelöffel Thymian
1 Knoblauchzehe, fein gehackt
½ Teelöffel getrocknetes Basilikum

**Tomatensaucen-ersatz**

Das Gemüse im Salzwasser gar kochen. Miso und Umeboshi-Paste dazugeben und pürieren. Mit aufgelöstem Kuzu andicken, wieder zum Kochen bringen. Oregano, Thymian und gehackten Knoblauch dazugeben und ein paar Minuten kochen lassen. Zum Schluß mit Basilikum würzen.

*Variation:* Man kann gebratene Zwiebeln dazugeben.

### Kürbis-Sauce

2½ Tassen süße Kürbisstücke
3 Tassen Wasser
1 Prise Salz
2 Eßlöffel Shiro-Miso
3 Teelöffel Kuzu
2 Eßlöffel gehackte Petersilie

**Stärkt Milz und Bauchspeicheldrüse**

Kürbisstücke ca. 10–15 Minuten in Salzwasser kochen, bis sie gar sind. Pürieren und wieder zum Kochen bringen. Miso und Kuzu in wenig Wasser auflösen, dazugeben und ein paar Minuten unter Umrühren kochen lassen. Mit Petersilie abschmecken. Diese Sauce kann auch aus Möhren, Zwiebeln und Pastinaken hergestellt werden.

Kürbissauce gibt den Gerichten einen süßen Geschmack.

### Senf-Sauce

3 Tassen Wasser
2½ Eßlöffel Miso
1 Eßlöffel Tahin
3 Teelöffel Kuzu
1 Eßlöffel Zitronensaft
5 Eßlöffel grober Senf

**Drei gute Fischsaucen**

Wasser zum Kochen bringen, mit aufgelöstem Kuzu andicken, ein paar Minuten kochen lassen. Tahin und Miso in etwas Wasser auflösen, restliche Zutaten beimischen.

Senfsauce paßt gut zu Fischgerichten.

### Zitronen-Sauce

3 Tassen Wasser
3 Eßlöffel Shiro-Miso
3 Teelöffel Kuzu
2 Eßlöffel Senf
1 Eßlöffel Nußmus
2½–3½ Eßlöffel Zitronensaft

Wasser zum Kochen bringen, mit Kuzu, in wenig kaltem Wasser aufgelöst, andicken, ein paar Minuten kochen lassen, Nußmus und Miso in etwas Wasser auflösen, restliche Zutaten beimischen.

Zitronensauce paßt gut zu Fischgerichten.

### Meerrettich-Sauce

3 Tassen Wasser
3 Eßlöffel Shiro-Miso
3 Teelöffel Kuzu
1½–2 Eßlöffel Zitronensaft
2–3 Eßlöffel geriebener Meerrettich

Wasser zum Kochen bringen, mit Kuzu, in wenig kaltem Wasser aufgelöst, andicken und ein paar Minuten kochen lassen, bevor die restlichen Zutaten beigemischt werden. Meerrettichsauce schmeckt gut zu Fisch.

## Salatsauce n

1 Eßlöffel Tamari
2 Eßlöffel Reisessig
1 Eßlöffel Malz
1 Eßlöffel Olivenöl
2 Eßlöffel fein geriebene Zwiebeln

**So schmeckt Salat viel besser**

Mischen und servieren. Diese Sauce schmeckt zu allen Salaten und leicht gekochten Gemüsen.

1 Teelöffel Umeboshi-Paste
½ Eßlöffel Tahin
3 Eßlöffel Wasser
1 Eßlöffel roh geriebene Zwiebeln

Mischen und servieren. Diese Sauce paßt besonders gut zu Waldorf-Salat, Kohl-Salat, gedämpften Möhren usw., allerdings ist sie etwas schwer.

## Shiro-Miso mit Apfelsinen

2 Eßlöffel Miso
3 Eßlöffel Apfelsinensaft
1 Prise Apfelsinenschale
2 Tassen gehackte Oliven

**Sehr yin – sehr erfrischend**

Mischen und servieren. Die Sauce paßt gut zu Algen, aber auch zu Fisch, Kohl, gekochten Zwiebeln und überhaupt zu jeder Mahlzeit, die sonst keinen starken Eigengeschmack hat.

## Würzige Miso-Sauce

1 Eßlöffel Miso
2 Eßlöffel Nußmus
4 Eßlöffel Wasser
1 Eßlöffel fein gehackter Schnittlauch
1 Prise Muskat

Mischen und servieren. Eine cremige Sauce, kräftig im Geschmack.

### Süß-saure Sauce

1 Eßlöffel Umeboshi-Paste
1 Eßlöffel Reismalz
3 Eßlöffel Wasser
1 Eßlöffel roh geriebene Zwiebeln

Mischen und servieren. Besonders zu empfehlen zu Chinakohl, leicht gekochtem Gemüse und Eisberg-Salat.

**Vorzüglich**

### Sommer-Sauce

1 Eßlöffel Tamari
2 Eßlöffel Reisessig
1 Eßlöffel Reismalz
3 Eßlöffel Wasser
2 Teelöffel Kuzu
1 Eßlöffel roh geriebene Zwiebeln
1 Teelöffel gehackte Zitronenmelisse
½ Teelöffel Thymian

Tamari, Essig, Reismalz und Wasser zum Kochen bringen und mit in kaltem Wasser aufgelösten Kuzu andicken. Ein paar Minuten kochen lassen, dann Zitronenmelisse, Thymian und Zwiebel dazugeben. Diese Sauce enthält kein Öl. Sie paßt gut zu Salaten, Fisch- und Gemüsegerichten.

**Saucen steigern die Freude**

## Pickles

Pickles sind natürlich vergorene Gemüse. Sie helfen, eine natürliche Darmflora aufrechtzuerhalten oder aufzubauen, was die Verdauung sehr unterstützt. Pickles geben dem Essen eine leichte, frische Qualität und eignen sich als säuerlicher, erfrischender Abschluß einer Mahlzeit. Das urgermanische Sauerkraut ist am bekanntesten. Es hat durch die Jahrhunderte, bevor es Südfrüchte gegeben hat, für den winterlichen Vitamin-C-Bedarf der Mittel-

**Gut für die Verdauung**

europäer gesorgt. Außerdem enthalten die Pickles viel Vitamin B.

Es gibt viele verschiedene Methoden um Pickles herzustellen. Was sich als besonders gute Basis für Pickles eignet, ist der Brottrunk, auch Kwaß genannt. Mit etwas Malz gesüßt, schmeckt er ähnlich wie Fruchtsaft. Kinder trinken ihn sehr gern.

### **Kwaß** (Brottrunk)

*Angaben für 1 Liter:*
3–4 Scheiben trockenes Sauerteigbrot
4 Tassen Wasser
einige Pfefferminzblätter
3 Rosinen
1 Eßlöffel frischer Sauerkrautsaft

**Besser als Fruchtsaft**

Das Brot 4 Stunden im Wasser einweichen, aufkochen, dann bis auf Zimmertemperatur abkühlen. In ein sauberes Einmachglas Rosinen, Pfefferminzblätter und Sauerkrautsaft füllen. Brot und Wasser hinzufügen. Jetzt den Deckel schließen und eine Woche lang auf einem Küchenschrank bei ca. 20–25 Grad Celsius stehenlassen. Dann das Glas öffnen, das Brot absieben und entfernen. Die Flüssigkeit in einer Flasche aufheben und nach Geschmack mit warmem Wasser verdünnen.

Für Kinder und Naschkatzen kann Reismalz dazugegeben werden.

**Brottrunk – abwechslungsreich**

*Variationen:* Statt Pfefferminz eine Scheibe Ingwer oder etwas Thymian, Apfelsinenschale, Löwenzahnwurzel, Brennessel (ist gut bei Rheuma), Zitronenmelisse, Äpfel usw. Statt Sauerkrautsaft kann man schon fertiges Kwaß verwenden. Brottrunk ist in sehr unterschiedlichen Qualitäten im Handel erhältlich. Er kann je nach Bedarf zwei- bis dreimal am Tag getrunken werden.

## Gurken-Pickles

2 Gurken
2 Teelöffel Salz
1 Tasse Wasser
1 Eßlöffel Kwaß oder Sauerkrautsaft

**Leichter Abschluß einer Mahlzeit**

Die Gurken fein schneiden, in ein Glas legen und das abgekochte, aber abgekühlte Salzwasser dazuschütten. Dann Kwaß dazugeben und ohne Deckel 12–18 Stunden in der Küche stehenlassen. Zum Aromatisieren eignen sich: Knoblauch, Lorbeerblätter, Thymianzweige, Dillblüten und -samen sowie Senfkörner. Danach das Glas mit dem Deckel verschließen und 3–4 Tage kühl stehenlassen, bevor man die Pickles in kleinen Mengen serviert.

## Gemischte Pickles

**Etliche Kombinationen**

1 Tasse Möhrenstücke
1 Tasse Brokkoli
1 Tasse Blumenkohlstücke
1 Tasse Chinakohl, geschnitten
1 dünne Scheibe Sellerie
2 Tassen Wasser
1½ Eßlöffel Salz
1½ Eßlöffel Kwaß

Wasser mit Salz aufkochen, abkühlen lassen und Kwaß dazugeben. Das Gemüse in einem Einmachglas schön schichten, das Wasser dazugeben und 12–18 Stunden ohne Deckel warm (20–25 Grad Celsius) stehenlassen. 5–6 Tage kühler stellen und in kleinen Mengen servieren.

## Zwiebel-Senf-Pickles

4 große Zwiebeln
2 Tassen Wasser
1½ Eßlöffel Salz
2 Eßlöffel Kwaß
3 Eßlöffel ungesüßter Senf

**Ein bißchen genügt**

Die Zwiebeln in dünne Halbmonde schneiden, das Wasser mit Salz aufkochen und bis auf Zimmertemperatur abkühlen lassen. Kwaß und Senf über die Zwiebeln geben und die Mischung ohne Deckel 12–18 Stunden stehenlassen. Dann kühler stellen und nach 5–6 Tagen in kleinen Mengen servieren.

## Ein saures Sauerkraut

6 Tassen feingeschnittener Weißkohl
1 Tasse Wasser
2 Teelöffel Salz
1 Eßlöffel Kwaß
1–2 Eßlöffel Reisessig

**Enthält viel Vitamin C**

Wasser mit Salz aufkochen, bis auf Zimmertemperatur abkühlen lassen. Kwaß und Essig dazugeben und zusammen mit dem Kohl in einem Glas, ohne Deckel einen Tag stehenlassen. Dann mit dem Deckel verschließen und vor dem Servieren 7–10 Tage kühl stellen. Nach Geschmack würzen.

## Salzgurken

4 kg Einlegegurken
18 Tassen Wasser
1 Tasse Salz
6–8 Dillblüten
5 Zehen fein gehackter Knoblauch
4 Lorbeerblätter
½ Tasse Kwaß

**Aus Großmutters Küche**

Die Gurken waschen. Wasser mit Salz aufkochen und abkühlen lassen. Gurken und Gewürze in ein Gefäß legen, das Wasser darübergießen. Einen heiß abgespülten Teller obenauf legen, damit die Gurken unter Wasser sind. Dann einen Deckel aufsetzen und warm 3–4 Tage stehenlassen. Danach kühler stellen. Normalerweise sind die Gurken nach 12–14 Tagen fertig. Sie lassen sich in sauberen Gläsern lange Zeit aufbewahren, wenn sie kühl stehen.

## Tamari-Pickles

2 Tassen feingeschnittenes gemischtes Gemüse
¼ Tasse Tamari
¾ Tasse gekochtes, abgekühltes Wasser
1 Eßlöffel Kwaß

**Kühl gären lassen**

Wasser, Tamari und Kwaß (nach Geschmack) über das Gemüse geben. 2 Tage warm (20–25 Grad Celsius) stellen, danach an einen kühleren Ort umsetzen. Nach 3–6 Tagen, je nach Größe des Gemüses, sind die Pickles servierbereit. Das Pickles-Wasser kann aufgehoben werden, um neue Gemüsestücke einzulegen. Dann eventuell mehr Tamari dazugeben. Man kann die Gemüsestücke auch länger in dem Tamari-Wasser liegenlassen. Sie schmecken dann intensiver.

## Miso-Pickles auf japanische Art

1 Tasse Miso
1 Tasse Gemüsestücke

**Würzig yang**

Miso und Gemüse mischen und 5–7 Tage, bis sie ganz weich und ziemlich salzig im Geschmack sind, stehenlassen. Diese Pickles eignen sich gut als Beilage bei weicheren, neutral schmeckenden Gerichten und um sie fein gehackt in Suppen zu essen. Eventuell auch ganze Zehen Knoblauch 2–3 Wochen in Miso legen. Damit verfügen Sie über eine traditionelle Medizin gegen Darmbeschwerden und Eisenmangel.

## Milde Miso-Pickles

½ Tasse Miso
½ Tasse gekochtes Wasser
1 Tasse gemischte Gemüsestücke
1 Eßlöffel Kwaß

Alle Zutaten mischen und in ein Glas legen. Nach 3–5 Tagen, je nach Gemüsegröße, sind die Pickles fertig. Man kann die Miso-Sauce aufheben und neue Gemüsestücke einlegen, dann etwas mehr Miso dazugeben.

### Süß-saure Pflaumen-Pickles

¼ Tasse Umeboshi-Paste
¼ Tasse Reismalz
½ Tasse gekochtes Wasser
1 Tasse Gemüsestücke

**Wohltat für Magen und Darm**

Alle Zutaten mischen. Nach 3–5 Tagen sind sie fertig. Diese Pickles wirken stärkend auf den Darm.

### Saure Gemüse

2 Tassen gekochtes Gemüse (Reste)
2 Eßlöffel Reisessig
1 Eßlöffel Tamari

Zutaten mischen und bis zum nächsten Tag stehenlassen. Diese Gemüse sind eigentlich keine Pickles, sie haben nur einen sauren Geschmack. Man kann dieses Verfahren bei allen Gemüsearten anwenden, dann braucht man nichts wegzuschmeißen.

### Gurkensalat

2 Gurken
2 Eßlöffel Salz
⅓ Tasse Reisessig
3 Eßlöffel Reismalz

**Süß-sauer und lecker**

Die Gurken dünn schneiden und mit Salz mischen. Unter Druck 1 Stunde stehenlassen. Reismalz und Reisessig mischen und zu den leicht gepreßten Gurken geben. Das salzige Gurkenwasser wegschütten.

### Reste-Pickles

**Auch mal aus Resten**

2 Tassen gekochtes Gemüse (Reste)
⅔–1 Tasse milchsauergegorenes Wasser von Gurken, Sauerkraut usw.

Zutaten mischen und 1–2 Tage stehenlassen. Diese Pickles sind leicht und passen gut zu Fisch.

## Gewürze

**Gesunde Gewürze**

Jeder liebt Gewürze im Essen. Im Gegensatz zu anderen Richtungen vermeidet die Makrobiotik scharfe oder starke Gewürze. Dafür gibt es sanfte Gewürze, die dem Essen einen einfachen und delikaten Geschmack geben. Viele Speisewürzen haben außerdem noch eine gesundheitsfördernde Wirkung.

### Tamari-geröstete Kürbiskerne

1 Tasse Kürbiskerne
1 Eßlöffel Tamari

**Gut für den Harnweg, besonders die Prostata**

Die Kerne leicht in einer trockenen Pfanne rösten bis sie golden sind und angenehm duften. Von der Flamme nehmen und gleich mit Tamari bestreuen. Leicht umrühren. Die Kerne lassen sich auf Grütze streuen oder zu Reis essen. Sie können in einem Glas mit Schraubdeckel aufbewahrt werden. Die Kürbiskerne enthalten viel Zink und sind wichtig für die Nieren und besonders gesund für die Prostata.

## Tamari-geröstete Sonnenblumenkerne

1 Tasse Sonnenblumenkerne 1 Eßlöffel Tamari

**Zum Knabbern**

Die Kerne werden leicht in einer trockenen Pfanne geröstet bis sie goldfarben sind und angenehm riechen. Von der Flamme nehmen und gleich mit Tamari bestreuen. Leicht umrühren. Die Kerne lassen sich auf Grütze streuen oder zu Reis essen. Sie können in einem Glas mit Schraubdeckel aufbewahrt werden.

## Tamari-geröstete Nüsse

1 Tasse Nüsse 1 Eßlöffel Tamari

**Für »Zwischendurch«**

Die Nüsse leicht in einer trockenen Pfanne rösten bis sie golden sind und angenehm duften. Die Nüsse von der Flamme nehmen und gleich mit Tamari bestreuen. Leicht umrühren. Die Nüsse lassen sich auf Grütze streuen, zu Reis oder als Snack essen. Sie können in einem Glas mit Schraubdeckel aufbewahrt werden.

## Sesam-Salz (Gomasio)

8–16 Eßlöffel Sesamsaat 1 Eßlöffel Salz

**Sparsam verwenden, aber täglich**

Sesamsaat in einem Sieb waschen. In einer heißen Pfanne rösten, anfangs sehr heiß, doch sobald keine Feuchtigkeit mehr abdampft, die Wärme auf eine mittlere Temperatur reduzieren. Ständig umrühren. Wenn die Samen zu springen anfangen, Salz dazugeben. Nach ein paar Minuten die Mischung warm in einen Mörser oder eine Reibschale füllen. Mahlen, bis 90% der Saat in Pulver verwandelt sind. Dieses Gewürz kann teelöffelweise über Reis oder Grütze serviert werden, es paßt auch gut zu Gemüse. Bei einer Tendenz zu übersäuertem Magen sollte man Sesamsalz benutzen. Dieses Gewürz ist auch im Handel erhältlich.

*Variationen:* Statt helle Sesamsaat kann man schwarze nehmen oder statt Salz 4 gebackene Umeboshi-Pflaumen, eventuell fein geschnittenen Schnittlauch dazugeben.

## Wakame-Sesam-Pulver

8–10 cm Wakame
8 Eßlöffel Sesam

**Reich an Mineralien – stärkt die Nieren**

Wakame im Backofen bei 150 Grad Celsius 10 Minuten backen. Inzwischen den Sesam in einem Sieb waschen. Unter Rühren in einer trockenen Pfanne rösten, bis der Sesam springt. Wakame in einem Mörser leicht stampfen. Nach kurzer Zeit Sesam dazugeben. Die Mischung mahlen, bis 80% der Sesamkörner pulvrig sind. Dieses Gewürz ist sehr mineralienhaltig.

## Kürbis-Sesam-Gewürz

8 Eßlöffel Sesamsaat
8 Eßlöffel Kürbiskerne
1½ Eßlöffel Tamari

**Gut zum Brei**

Kürbiskerne rösten, mit Tamari bestreuen. Sesamsaat rösten und mit den Kürbiskernen zu Pulver zermahlen.

## Tekka

5 Eßlöffel Sesamöl
2 Tassen fein gehackte Zwiebeln
⅔ Tasse Löwenzahn oder Schwarzwurzel
⅔ Tasse Möhren
⅔ Tasse Miso
⅔ Tasse Wasser
1 Eßlöffel Ingwer
1 Teelöffel Apfelsinenschale

**Bei Yin-Problemen, besonders bei niedrigem Blutdruck**

Das Gemüse fein hacken und nacheinander in Öl dünsten. Miso mit Wasser verdünnt dazugeben, danach Ingwer und Apfelsinenschalen untermischen. 1 Stunde kochen lassen. Ab und zu umrühren. So zubereitet ist Tekka ziemlich feucht. Man kann auch weniger Wasser benutzen. Tekka ist ein japanisches Gewürz. Traditionell wurde es bei Herzproblemen und zu niedrigem Blutdruck benutzt. Zu Reis, Nudeln und Grütze in sehr kleinen Mengen servieren. Dieses Gewürz ist auch im Handel erhältlich.

### Frühlingszwiebeln mit Miso

1 Tasse fein gehackte Frühlingszwiebeln
1 Eßlöffel Miso
1 Eßlöffel Wasser
1 Teelöffel Sesamöl

**Zur sanften »Yangisierung«**

Frühlingszwiebeln in Öl anbraten, Miso in Wasser auflösen, dazugießen. 5–10 Minuten kochen lassen, eventuell mit Ingwer würzen.

Dieses Gewürz ist gut, um altes Fett auszuscheiden und um die Därme zu beleben.

## Süßes

Süßes ist nicht nur etwas für Naschkatzen. Alle Menschen haben Lust darauf, besonders Kinder. Heute stammt der süße Geschmack hauptsächlich vom Zucker. Zucker raubt dem Körper wichtige Vitamine und Mineralien, beeinflußt den Blutzuckerspiegel stark und kann uns aggressiv, schwach und emotionell schwankend hinterlassen. Der Konsum an Zucker pro Person pro Jahr in Europa liegt jetzt bei ungefähr 50 kg. Das ist interessant, wenn man in Geschichtsbüchern liest, daß Zucker früher in Apotheken als Medizin verkauft wurde.

**Süßes ohne Zucker und Honig**

Wenn wir zu Hause essen, gibt es bei uns grundsätzlich keinen Zucker und auch keinen Honig. Wir haben uns daran gewöhnt, lieber ohne schnell aufnehmbaren Zucker zu leben, dagegen essen wir vieles, was eine natürliche Süße hat. Es ist bestimmt keine Sünde, gern Süßes zu essen. Es ist nur wieder wichtig, eine gute Qualität zu wählen. Probieren Sie unsere Rezepte für Süßigkeiten, damit Sie sich langsam daran gewöhnen, daß zu einer guten Lebensqualität auch gute, wohlschmeckende Süße gehört.

## Marzipan

250 g Mandeln
3 Eßlöffel Reismalz
1–2 Teelöffel Rosenwasser
1–2 Tropfen Bittermandelextrakt (nach eigenem Geschmack)

**Selbst das ist »erlaubt«**

Mandeln in Wasser 2–3 Minuten kochen, enthäuten und in einen Mixer füllen. Reismalz und Bittermandelextrakt dazugeben und mixen. Die Konsistenz sollte grob genug sein, um die Nüsse zu schmecken, aber fein genug, um die Masse zu formen. Jetzt eventuell etwas Rosenwasser dazugeben. Um eine schöne Farbe zu erreichen, einen Teil des Marzipans mit Rote-Bete-Saft und einen anderen Teil mit Johannisbrotmehl oder Kakao vermischen.

## Gebackene Äpfel

4 Äpfel
*Füllung:*
1 Eßlöffel Nußmus
1 Eßlöffel gehackte Rosinen
1 Prise Salz
1 Eßlöffel Wasser
1 Prise Zimt

**Gut und einfach**

Kerngehäuse aus den Äpfeln entfernen. Die Füllung mischen und in die Äpfel füllen. Bei 200 Grad Celsius ungefähr 1 Stunde backen. Der Ofen braucht nicht vorgewärmt zu sein, wenn man die Äpfel hineinstellt, aber es ist gut, das Blech einzuölen.

### Äpfelknuspe

6 Tassen Äpfel in Stücken
1 Eßlöffel Maiskeimöl
¼ Tasse Apfelsaft
1 Prise Salz
½ Teelöffel Zimt
⅓ Tasse feines Weizenmehl
⅓ Tasse Haferflocken
⅓ Tasse gehackte Nüsse
1 Prise Salz
4 Eßlöffel Maiskeim- oder Sonnenblumenöl
2 Eßlöffel Apfelsaft

Pie-Form ölen, Äpfel schneiden, mit Apfelsaft, Salz und Zimt mischen, dann in die Form geben. Mehl, Haferflokken, Nüsse, Salz, Öl und Saft mit den Fingern verkrümeln und auf den Äpfeln verteilen. Etwa 1 Stunde bei 225 Grad Celsius (im Heißluftherd 50 Minuten bei 160 Grad Celsius) backen. Warm servieren.

### Reis à la Mande

3 Tassen gekochter Reis
1 Tasse weiches Tofu
1 Tasse Mandeln
½ Tasse Mandelmus
1½ Tassen Wasser
4 Eßlöffel Reismalz
2 Teelöffel Agar-Agar-Flocken
1 Teelöffel Vanille

**Skandinavische Weihnachtsfreude**

10 Mandeln zur Seite legen, die anderen enthäuten und kleinschneiden, danach rösten bis sie goldfarben sind. Wasser, Salz, Agar-Agar und Reismalz 10 Minuten kochen. Tofu krümeln und mit dem Mandelmus zur Masse geben. Dann mit Vanille pürieren. Abkühlen lassen, wieder schlagen und mit dem Reis und den gerösteten gehackten Mandeln mischen.

1 ganze Mandel untermischen. Die Person, die die Mandel in ihrem Stück findet, bekommt nach traditioneller Weihnachtssitte ein Geschenk. Mit den restlichen 9 Mandeln dekorieren und mit Kirsch-Sauce servieren.

### Kirsch-Sauce

2 Tassen Apfelsaft
2 Teelöffel Kuzu
1 Tasse entsteinte Kirschen
1 Prise Salz
2 Eßlöffel Reismalz

**Schön fürs Auge**

Saft, Salz, Reismalz und Kirschen zum Kochen bringen. Mit dem aufgelösten Kuzu andicken. 2 Minuten kochen lassen. Die warme Sauce über den kalten Reis gießen. Servieren.

### Reis-Pudding

**Festlicher Nachtisch**

¾ Tasse Reis
¾ Tasse süßer Reis
3 Tassen Wasser
½ Tasse Rosinen
½ Liter Saft
1 Eßlöffel Agar-Agar
1 Prise Salz
2 Äpfel
4 Eßlöffel Nußmus
1 Teelöffel Vanille
4 Eßlöffel Nüsse, fein gehackt

Reis und süßen Reis mischen, mit 2 Teilen Wasser im Drucktopf schnell zum Kochen bringen. Auf kleiner Flamme mit etwas Salz 45 Minuten kochen. Rosinen im Saft leicht kochen, nach 4–5 Minuten Agar-Agar dazugeben, weitere 5 Minuten kochen. Grob geriebene Äpfel unterrühren, nach 3–4 Minuten vom Herd nehmen. Nußmus, Vanille und Nüsse unter den warmen Reis mischen, in eine kalt ausgespülte Form füllen und gut auskühlen lassen. Vor dem Servieren stürzen. Den Pudding mit warmer Fruchtsauce servieren.

## Bulghur-Pudding mit Aprikosen-Sauce

1 Tasse Bulghur
3 Tassen Wasser
1 Prise Salz
1 Eßlöffel Nußmus
1 Eßlöffel Reismalz
1 Eßlöffel Agar-Agar
½ Teelöffel Vanille

*Aprikosen-Sauce:*
1 Tasse Aprikosen
1 Eßlöffel Kuzu oder Pfeilwurzelmehl
1 Prise Salz

Eine Tasse Bulghur mit Rosinen, Salz und zwei Tassen Wasser kochen. Nußmus mit Wasser zu Nußmilch verdünnen, Reismalz und Agar-Agar dazugeben, kochen lassen, bis Agar-Agar geschmolzen ist. Bulghur, Nüsse und Vanille untermischen. Eine Glasschale mit kaltem Wasser abwaschen. Pudding einfüllen, kühl stellen. Feingeschnittene Aprikosen (vielleicht schon eingeweicht!) mit 1 Prise Salz kochen, mit aufgelöstem Pfeilwurzelmehl andicken bis es klar ist und zum kalten Pudding servieren.

## Cous-Cous-Pudding

1 Tasse Cous-Cous
1 Eßlöffel Maiskeimöl
2 ½ Tassen Wasser
⅓ Tasse Rosinen
⅓ Tasse gehackte Datteln
1 Prise Salz
1 Eßlöffel Nußmus
2 Eßlöffel gehackte, geröstete Nüsse
½ Teelöffel Zimt

*Rosinen-Sauce:*
1 Tasse Rosinen
½ Tasse Wasser
½ Tasse Apfelsaft
1 ½ Eßlöffel Kuzu oder Pfeilwurzelmehl
1 Teelöffel getrocknete Pfefferminzblätter oder
1 Eßlöffel fein gehackte frische Pfefferminzblätter

**Für besondere Anlässe**

Cous-Cous leicht in Öl rösten, mit 2 ½ Tassen Wasser, Rosinen, gehackten Datteln und etwas Salz kochen. Nußmus, gehackte Nüsse und Zimt zusammenrühren und zu dem warmen Cous-Cous geben. Gut mischen und in Schalen (kalt und naß!) füllen. Vor dem Servieren stürzen. Mit Rosinen-Sauce servieren: Rosinen leicht in wenig Wasser kochen, Saft dazugießen und mit aufgelöstem Kuzu andicken bis es klar ist. Mit fein gehackten Pfefferminzblättern abschmecken.

## Polenta-Pudding mit Nuß-Sauce

**Nachtische – an Abwechslung mangelt es nicht**

½ Tasse Polenta
1 Eßlöffel Maiskeimöl
1 Prise Salz
1½ Tassen Wasser
⅓ Tasse gehackte Datteln
1 Teelöffel geriebene Apfelsinenschalen

*Nuß-Sauce:*
1½ Tassen Wasser
2 Eßlöffel Kuzu oder Pfeilwurzelmehl
1 Prise Salz
2 Eßlöffel Reismalz
1 Eßlöffel Nußmus
2 Eßlöffel gehackte, geröstete Nüsse
½ Teelöffel Vanille

Öl erhitzen und Polenta leicht anrösten, Wasser dazugießen und mit wenig Salz 15 Minuten kochen. Mit Datteln süßen und mit geriebener Apfelsinenschale abschmecken. In kleine Schälchen füllen.

Wasser zum Kochen bringen, angerührtes Kuzu dazugeben, eine sehr dicke Sauce machen. 2–3 Minuten kochen bis die Sauce klar ist, dann das mit Wasser angerührte Nußmus hinzugeben. Mit Vanille abschmecken. Geröstete, gehackte Nüsse unterheben.

## Apfel-Birnen-Grütze

2 Tassen Äpfel
2 Tassen Birnen
1 Tasse Wasser
1 Prise Salz
4 Eßlöffel Kuzu oder Pfeilwurzelmehl

**Sehr einfach**

Äpfel und Birnen mit Wasser und Salz kochen. Mit aufgelöstem Kuzu andicken bis es klar ist. Nach Belieben mit geriebenem Ingwer abschmecken.

### Apfel-Pflaumen-Grütze

2 Tassen Äpfel
2 Tassen entsteinte Pflaumen
1 Prise Salz
1 Tasse Wasser
4 Eßlöffel Kuzu oder Pfeilwurzelmehl
2 Eßlöffel Reismalz
1 Eßlöffel fein gehackte Pfefferminzblätter oder ½ Tasse getrocknete Pfefferminzblätter

Äpfel und Pflaumen mit Wasser und Salz kochen. Mit aufgelöstem Kuzu andicken bis es klar ist und mit Reismalz süßen. Mit Pfefferminzblättern abschmecken.

### Apfelkompott

4 Tassen Apfelstücke
½ Tasse Rosinen
1 Prise Salz
1 Tasse Wasser
4 Eßlöffel Kuzu oder Pfeilwurzelmehl

**Gut für die Leber**

Äpfel und Rosinen mit Wasser und Salz kochen. Mit aufgelöstem Kuzu andicken bis es klar ist.

### Apfelsuppe

1 Tasse Apfelstücke
1½ Tassen Wasser
2 Tassen Apfelsaft
1 Prise Salz
4 Eßlöffel Reismalz
½ Tasse Rosinen, Kirschen oder Korinthen
1 Nelke
2 Eßlöffel Kuzu oder Pfeilwurzelmehl

Äpfel, Rosinen oder Korinthen, Salz, Wasser und Apfelsaft 15 Minuten kochen lassen. Mit aufgelöstem Pfeilwurzelmehl oder Kuzu andicken, ein paar Minuten kochen lassen bis es klar ist und mit Reismalz süßen. Mit gehackten Nüssen oder Zwieback servieren.

**Der vielseitige Apfel**

## Äpfel-Tempura

2 Äpfel
¼ Tasse Vollkornmehl
¼ Tasse Weizenmehl Typ 1050
1 Prise Salz
1 Prise Zimt
1 Teelöffel Kuzu oder Pfeilwurzelmehl
1 Tasse Wasser
Sesamöl zum Fritieren

Vollkornmehl, Weizenmehl, Salz und Zimt zusammenmischen. Mit Wasser umrühren, bis ein dicker Pfannkuchenteig entsteht. Äpfel in Ringe oder Schnitze schneiden und leicht mit pulverisiertem Kuzu pudern. Öl erhitzen, Äpfel in den Teig tauchen, im Öl braten. Auf saugfähigem Papier das überschüssige Öl aufsaugen lassen.

## Apfelgelee mit Mandel-Sauce

**Die Mandelsauce ist die Krönung**

2 Tassen schöner Apfelschnitze
2 Tassen Wasser
1 Prise Salz
½ Tasse Rosinen
1 Eßlöffel Reismalz
2 Eßlöffel Agar-Agar-Flocken
½ Teelöffel Apfelsinenschale

*Mandel-Sauce:*
½ Tasse Haferflocken
2½ Tassen Wasser
1 Prise Salz
4 Eßlöffel Reismalz
2 Eßlöffel Kuzu oder Pfeilwurzelmehl
1 Eßlöffel Mandelmus
1 Teelöffel Vanille

Die Apfelschnitze mit Rosinen, Salz, Agar-Agar und Reismalz in Wasser kochen. Mit geriebener Apfelsinenschale abschmecken. In eine kalt ausgespülte Schüssel füllen und erkalten lassen.

Haferflocken mit Wasser und 1 Prise Salz kurz aufkochen, durch ein Sieb schütten. Die Sauce wieder aufsetzen und mit aufgelöstem Kuzu, Mandelmus, Reismalz und Vanille eindicken. Mit mild gerösteten Mandeln servieren.

### Süße Äpfel

4 Äpfel
3 Eßlöffel Rosinen
1 Prise Salz
6 Eßlöffel Gerstenmalz
6 Eßlöffel gehackte Mandeln

**Kinder freuen sich darüber besonders**

Apfelgehäuse ausstechen und mit Rosinen füllen. Dann die Äpfel ganz langsam backen lassen. Wenn sie noch leicht hart sind, den Ofen ausstellen. Gersten- oder Reismalz erwärmen und über die Äpfel gießen. Schnell ins Eisfach legen bis das Malz kandiert ist. Mit Mandeln bestreuen.

### Apfelsaftgelee

2 Tassen Apfelsaft
1 Tasse Wasser
1 Eßlöffel Reismalz
1 Prise Salz
3 Eßlöffel Agar-Agar-Flocken

**Zur »Yinisierung«**

Alle Zutaten mischen und 5 Minuten kochen lassen. Gelegentlich umrühren. Dann die Flüssigkeit in eine kalte, nasse Schale füllen und abkühlen lassen.

## Mandarinengelee

**Sehr yin – Sommernachtisch**

3 Mandarinen
½ Tasse Apfelsinensaft
½ Tasse Wasser
2½ Eßlöffel Reismalz
1 Eßlöffel Agar-Agar
1 Teelöffel Kuzu oder Pfeilwurzelmehl
1 Prise Salz
½ Teelöffel geriebene Apfelsinenschale

Wasser, Apfelsinensaft, Agar-Agar, Salz und Reismalz 5 Minuten kochen lassen. Mit Kuzu, angerührt in kaltem Wasser, andicken und mit Apfelsinenschale abschmecken. Die Masse über die Mandarinenstücke gießen. Nach dem Abkühlen stürzen. Mandarinengelee ist als Nachtisch, aber auch zu Fischgerichten zu empfehlen.

## Moccacreme

**Moccacreme – ohne Mocca**

3 Tassen Wasser
2 Eßlöffel Agar-Agar-Flocken
1 Prise Salz
4 Teelöffel Instant Getreide-Kaffee (am besten Yannoh)
4 Eßlöffel Reismalz
3 Eßlöffel Nußmus
2 Eßlöffel Kuzu oder Pfeilwurzelmehl
½ Teelöffel Vanille
1 Eßlöffel Kokosflocken

Wasser mit Agar-Agar, Reismalz und Salz 5 Minuten kochen. Mit in kaltem Wasser angerührtem Kuzu andicken und 2 Minuten kochen lassen. Getreide-Kaffee, Nußmus und Vanille gut daruntermischen und abkühlen lassen. Vor dem Servieren mit Kokosflocken bestreuen.

## Apfelmarmelade

3 Tassen Apfelstücke
1 Prise Salz
¼ Tasse Wasser
1 Eßlöffel Kuzu
1 Prise Zimt oder Vanille

Apfelstücke mit Salz in Wasser weich kochen. Mit dem im Wasser aufgelösten Kuzu andicken, Zimt oder Vanille dazugeben. Pürieren.

## Erdbeermarmelade

3 Tassen Erdbeeren, frisch oder gefroren
½ Tasse Wasser
3 Eßlöffel Reismalz
1½ Eßlöffel Kuzu
1 Prise Salz

**Gelegentlich zum Frühstück**

Wasser, Reismalz und Salz zum Kochen bringen. Erdbeeren und das aufgelöste Kuzu dazugeben. 2–3 Minuten aufkochen lassen.

Alle Beerenmarmeladen können nach diesem Prinzip hergestellt werden. Sie können nach Bedarf gesüßt werden und halten sich einige Zeit gut im Kühlschrank. Probieren Sie mal Heidelbeeren, Himbeeren, schwarze Johannisbeeren oder Stachelbeeren.

## Fliederbeersuppe (Holunderbeersuppe) mit Grießklößen

2 Tassen Apfelsaft
2 Tassen Fliederbeersaft (Holundersaft)
3 Eßlöffel Reismalz
2 Eßlöffel Kuzu oder Pfeilwurzelmehl
1 Prise Salz

*Klöße:*
1 Tasse Wasser
1 Prise Salz
½ Tasse Grieß
2 Eßlöffel Reismalz
1 Eßlöffel Nußmus

Kurz bevor das Wasser kocht, Grieß langsam mit einem Schneebesen einrühren, bis sich ein zähflüssiger Brei bildet. Bei schwacher Hitze quellen lassen. Ab und zu umrühren. Nußmus und Reismalz in den Brei rühren. Nach dem Abkühlen mit einem Löffel kleine Klöße ausstechen.

Apfelsaft und Fliederbeersaft, Salz und Reismalz zum Kochen bringen, mit dem aufgelösten Kuzu andicken. Die Suppe warm über die Klöße gießen.

## Holunder-Tempura

4 Schirme Holunderblüten
*Teig:*
½ Tasse feines Weizenmehl
1 Eßlöffel Kuzu oder Pfeilwurzelmehl
1 Prise Salz
1 Eßlöffel Vanille
½–⅔ Tasse Wasser
Sesamöl zum Fritieren
*Sauce:*
⅓ Tasse Apfelsaft
2 Eßlöffel Reismalz

Das Öl erhitzen. Einen dicken Pfannkuchenteig aus Mehl, pulverisiertem Kuzu oder Pfeilwurzelmehl, Salz, Wasser und Vanille herstellen und die Blüten darin eintauchen. In dem heißen Öl goldbraun und knusprig braten. Mit der süßen Sauce als leichte Sommerspeise servieren.

## Birnen-Wacholder-Grütze

3 Tassen Birnenstücke
½ Eßlöffel Wacholderbeeren
1 Tasse Wasser
1 Prise Salz
1 Teelöffel Kuzu

**Blutreinigend**

Die Wacholderbeeren im Wasser mit einer Prise Salz ca. 10 Minuten kochen. Birnen dazugeben und 5 Minuten mitkochen lassen. Mit aufgelöstem Kuzu andicken, ein paar Minuten kochen lassen und servieren. Die Grütze ist stark blutreinigend und ein traditionelles Mittel bei Nierenleiden.

## Crunchys

1 Tasse geröstete Samen und Nüsse
4 Tassen zerbröselte Reiswaffeln
¼ Tasse Reismalz

**Für Naschkatzen**

Reismalz in einem Topf erhitzen bis es flüssig ist. Nüsse und Samen mit den zerbröselten Reiswaffeln mischen. Das flüssige Malz über die Mischung gießen. Alles gleichmäßig verteilen und die Masse auf ein Backblech geben. Die Crunchys 15–20 Minuten backen. Sie sind fertig, sobald sie angebräunt sind.

## Kürbis-Kuchen

*Teig:*
1 Tasse Weizenmehl
1 Prise Salz
⅓ Tasse Öl
¼ Tasse kaltes Wasser
*Füllung:*
4 Tassen süße Kürbisstücke
2 Tassen Wasser
1 Prise Salz
1½ Eßlöffel Agar-Agar-Flocken
2 Eßlöffel Reismalz
1 Eßlöffel Nußmus
2–3 Eßlöffel Zitronensaft
1 Teelöffel Vanille
⅓ Tasse Rosinen

**Sehr süß – unser Lieblingskuchen**

Einen Teig aus Mehl, Salz, Öl und kaltem Wasser machen, mit einer Gabel mischen und 20 Minuten in den Kühlschrank stellen. Den Ofen auf 250 Grad Celsius vorheizen. Kürbisstücke mit einer Tasse Wasser, Salz und Agar-Agar-Flocken weich kochen. Die Rosinen mit einer Tasse Wasser ca. 10 Minuten weich kochen. Reismalz, Nußmus, Zitronensaft und Vanille zum Kürbis mischen und alles pürieren. Die gekochten Rosinen und das Rosinenwasser dazugeben. Den Teig ausrollen, in eine geölte Form geben und ca. 15 Minuten backen lassen bis er knusprig ist. Die Kürbismasse in die gebackene Form füllen und abkühlen lassen. Mit gerösteten Nüssen dekorieren.

## Einfacher Kuchenteig (Mürbteig, zum Belegen oder Füllen)

2 Tassen Weizenmehl Typ 1050
1 Prise Salz
1 Eßlöffel Kuzu oder Pfeilwurzelmehl
⅓ Tasse Öl
etwa ½ Tasse eiskaltes Wasser

**Tortenboden**

Weizenmehl, aufgelöstes Kuzu, Salz und Öl leicht mit einer Gabel mischen, Wasser vorsichtig dazugeben, bis ein zusammenhängender Kuchenteig entsteht. Ausrollen, in eine geölte Springform legen und mit der Gabel kleine Löcher stechen, damit keine Luftblasen im Teig entstehen. Bei 250 Grad Celsius Hitze in einem vorgewärmten Ofen etwa 15 Minuten backen.

## Erdbeerkuchen (Belag)

½ Tasse Apfelsaft
1 Eßlöffel Agar-Agar-Flocken
1 Prise Salz
2 Eßlöffel Reismalz
1 Tasse Erdbeeren, frisch oder tiefgefroren
1 Teelöffel Kuzu oder Pfeilwurzelmehl

**Nicht zuviel davon essen!**

Apfelsaft mit Agar-Agar, Salz und Reismalz 5 Minuten kochen. Die Erdbeeren und das angerührte Kuzu oder Pfeilwurzelmehl dazugeben und etwa 5 Minuten mitkochen lassen. Auf den vorgebackenen Kuchenboden mit flachem Rand füllen und abkühlen lassen. Statt der Erdbeeren sind Heidelbeeren, Himbeeren, Rhabarber oder Stachelbeeren empfehlenswert. Zur Abrundung serviert man Mandelsauce oder Tofusahne.

**Pfirsich-Kirsch-Kuchen** (Belag)

1 Tasse Pfirsichstücke
1 Tasse entsteinte Kirschen
1 Tasse Apfelsaft
½ Eßlöffel Agar-Agar-Flocken
1 Prise Salz
2 Eßlöffel Reismalz

Apfelsaft, Agar-Agar, Salz und Reismalz 5 Minuten kochen lassen. Früchte und Kuzu, angerührt in kaltem Wasser, dazumischen und 2 Minuten kochen lassen. Auf den vorgebackenen Kuchenboden füllen und abkühlen lassen.

**Kürbis-Kuchen** (Belag)

**Leckere Kuchen – ohne Zucker**

1½ Tassen süße Kürbisstücke (am besten Hokkaido-Kürbis)
2 Eßlöffel Reismalz
½ Tasse Wasser
1 Prise Salz
½ Eßlöffel Agar-Agar-Flocken
1 Eßlöffel Nußmus
½ Tasse gekochte Rosinen
½ Teelöffel Vanille
1½ Eßlöffel Zitronensaft

Die Kürbisstücke mit Wasser, Salz, Reismalz und Agar-Agar ca. 10 Minuten weich kochen lassen. Im Mixer zusammen mit Nußmus, Vanille und Zitronensaft pürieren, Rosinen beimengen. Auf den schon gebackenen Kuchenboden füllen und abkühlen lassen.

**Möhrenkuchen** (Füllung)

2 große Möhren
2 Äpfel
¾ Tasse Rosinen
1 Eßlöffel Nußmus
1 Prise Kardamom
½ Tasse Wasser
1 Eßlöffel Agar-Agar-Flocken
gehackte Nüsse nach Wunsch

Möhrenstücke, Apfelstücke, Rosinen, Salz, Wasser und Agar-Agar-Flocken zusammen einkochen, in einem Mixer mit Nußmus und Kardamom pürieren. Die Masse auf den schon gebackenen Kuchenboden füllen, mit gehackten Nüssen dekorieren und abkühlen lassen.

**Auch mal mit Gemüse**

### **Maronenkuchen** (Füllung)

1 Tasse ungesüßtes Maronenmus
¼ Tasse Rosinen
½ Tasse Apfelstücke
1 Prise Salz
½ Tasse Wasser
½ Eßlöffel Agar-Agar-Flocken
1 Prise Zimt
¼ Teelöffel Apfelsinenschale

Rosinen, Apfelstücke, Salz, Agar-Agar und Wasser 5 Minuten kochen lassen. Maronenmus mit Zimt und Apfelsinenschalen daruntermischen. Auf den gebackenen Kuchenboden füllen und abkühlen lassen.

**Süß und sättigend**

### **Apfelkuchen** (Mürbteig)

*Teig:*
½ Tasse Vollkornmehl
½ Tasse Weizenmehl Typ 1050
1 Eßlöffel Kuzu oder Pfeilwurzelmehl
1 Prise Salz
⅓ Tasse Öl
⅓ Tasse Wasser

*Füllung:*
2½ Tassen geriebene Äpfel
1½ Tassen Apfelspalten
½ Tasse Rosinen
2 Eßlöffel Nußmus

*Guß:*
1 Tasse Apfelsaft
1 Prise Salz
1 Prise Zimt
1 Eßlöffel Kuzu oder Pfeilwurzelmehl

Vollkornmehl, Weizenmehl, Kuzu und Salz mit einer Gabel vermischen, eiskaltes Öl hinzufügen und gleichmäßig verteilen. Eiskaltes Wasser in die Masse gießen und einen geschmeidigen Teig kneten. 15 Minuten im Kühlschrank oder an einer kalten Stelle stehenlassen. Dünn ausrollen und in eine geölte Springform legen. Die Ränder mit einer Gabel verzieren. Bei 250 Grad Celsius etwa 10–15 Minuten backen bis der Kuchen trocken, aber nicht braun ist.

Inzwischen: Äpfel waschen, einige reiben, andere in Spalten schneiden. Die geriebenen Äpfel mit Nußmus und Rosinen mischen und die Backform halb füllen. Dann die Spalten in einem Muster auflegen und backen, bis sie weich geworden sind (250 Grad Celsius – 10 Minuten). Kuchen aus dem Ofen nehmen, dann Apfelsaft mit Zimt und Salz kochen, etwas Pfeilwurzelmehl, mit Wasser angerührt, hinzufügen und diese dicke Sauce zum Schluß auf den Kuchen gießen.

### Apfelstrudel mit Tofusahne

4 Tassen Apfelstücke
½ Tasse Rosinen
1 Prise Salz
¼ Tasse Wasser
½ Tasse Wasser
⅓ Tasse Maiskeim- oder Sonnenblumenöl
1 Prise Salz
1½–2 Tassen feines Weizenmehl

*Tofusahne:*
250 g Tofu
5 Eßlöffel Reismalz
2 Eßlöffel Nußmus
1 Teelöffel Vanille

**Auch mit »Schlagsahne«**

Äpfel und Rosinen kurz kochen (2 Minuten) und mit Salz abschmecken. Abkühlen lassen. Wasser zum Kochen bringen, Öl unterschlagen bis das Wasser weiß ist. Mehl und Salz mischen und die heiße Emulsion dazugießen. Nach leichtem Kneten in den Kühlschrank legen. Den kalten Teig ausrollen und mit Äpfeln bedecken. Danach zusammenrollen und bei 250 Grad Celsius 30 Minuten backen.

Inzwischen Tofu in kochendes Wasser krümeln. Nach 5 Minuten wieder herausholen und im Mixer zusammen mit Reismalz, Salz, Nußmus und Vanille mischen. Den Kuchen mit dieser Sahne servieren.

## Heidelbeergelee

1 Tasse Heidelbeeren
1 Tasse Apfelsaft
3 Eßlöffel Reismalz
1 Prise Salz
1½ Eßlöffel Agar-Agar-Flocken
1 Teelöffel Kuzu oder Pfeilwurzelmehl

**Reste sind Seltenheit**

Apfelsaft mit Agar-Agar, Salz und Reismalz 5 Minuten kochen lassen. Die Beeren dazugeben und in kaltem Wasser angerührtes Kuzu 2 Minuten mitkochen lassen. Nach Geschmack mit Zitronensaft abschmecken. Danach in eine kalte nasse Form füllen und abkühlen lassen. Als zusätzliche Verfeinerung: Mandelsauce oder Tofusahne.

## Porreekuchen

*Teig:*
1 Tasse Weizenmehl
1 Prise Salz
⅓ Tasse Öl
¼ Tasse kaltes Wasser
*Füllung:*
3 Stangen Porree
1 Eßlöffel Öl
1 Eßlöffel Kuzu
1 Eßlöffel Tahin
2 Eßlöffel fein gehackte rote Paprika oder
1 Eßlöffel frisch gehacktes Basilikum
¾ Tasse Wasser

**»Makropizza«**

Einen Teig aus Mehl, Salz, Öl und Wasser machen. Mit einer Gabel mischen und für 20 Minuten in den Kühlschrank stellen. Backofen auf 250 Grad Celsius vorheizen. Danach den Teig ausrollen und eine Springform damit belegen. Geschnittenen Porree und Paprika in Öl anbraten. Wasser und Tamari dazugeben und gar kochen lassen. Aufgelöstes Kuzu und Tahin mit Wasser mischen und die

Porreeringe unter Umrühren beimischen. Nach 2 Minuten vom Feuer nehmen und mit Paprika oder Basilikum würzen. Die Mischung auf den vorgebackenen Kuchenboden füllen und warm servieren. Mit fein gehacktem Schnittlauch garnieren.

## Getränke

### Bancha-Tee

| | |
|---|---|
| 3 Teelöffel Bancha-Tee | 4 Tassen Wasser |

**Täglich – auch reich an Fluor**

Wasser und Tee zusammen aufkochen. Entweder den Tee nach kurzer Kochzeit schwach, oder nach 10–15 Minuten Kochzeit mit runderem, stärkerem Geschmack servieren. Blätter und Zweige immer aussieben, sonst wird der Tee leicht bitter. Dieser Tee ist reich an Eisen und Fluor.

### Bancha-Blätter-Tee

| | |
|---|---|
| 3 Teelöffel Bancha-Blätter-Tee | 4 Tassen Wasser |

**Zur Abwechslung**

Den Tee leicht in einer trockenen Pfanne rösten. Wasser zum Kochen bringen und die Teeblätter darin 5 Minuten ziehen lassen. Dieser Tee ist stimulierender als Bancha-Tee.

### Grüner Tee

| | |
|---|---|
| 3 Teelöffel grüne Teeblätter | 4 Tassen Wasser |

Kochendes Wasser über die Teeblätter gießen, 3 Minuten ziehen lassen. Dieser Tee ist leicht schleimlösend und wird von unseren Kindern Lach-Tee genannt, weil er gute Laune macht. Wenn man abends zuviel davon trinkt, ist es schwierig einzuschlafen.

**Yin – leicht stimulierend**

### Weiche Kräuter-Tees

1½ Teelöffel Bancha-Tee
4 Tassen Wasser
1½ Teelöffel Kräuter, z.B. südliches Verbenenkraut (Eisenkraut), Zitronenmelisse, Thymian, Brennnessel, Pfefferminz, Lindenblüten, Rosen

Bancha-Tee wie Grundrezept zubereiten. Mit den anderen Zutaten ziehen lassen.

### Yannoh Getreide-Kaffee

4 Teelöffel Yannoh
4 Tassen Wasser

Yannoh 4–10 Minuten kochen lassen, je nach gewünschter Stärke. Kann ungesüßt und mit Sojamilch serviert werden. Yannoh enthält Löwenzahnwurzeln, Azukibohnen und Kardamom. Er wirkt leicht wassertreibend.

**Yang-Getränk**

### Selbstgemachter Yannoh

3 Eßlöffel Reis
2½ Eßlöffel Weizen
1½ Eßlöffel Azuki-Bohnen
1 Eßlöffel Löwenzahnwurzeln

oder:
3 Eßlöffel Reis
3 Eßlöffel Gerste
1½ Eßlöffel Azuki-Bohnen
1 Eßlöffel Klettenwurzeln

Die Teile einzeln rösten, dann vermischen. Fein mahlen oder ganz kochen. 8 Teelöffel Yannoh ungemahlen auf 4 Tassen Wasser, 20 Minuten kochen lassen und servieren.

### Zichorien-Kaffee

4 Teelöffel geröstete Zichorie
4 Tassen Wasser

**Angenehm bitter**

Zichorie 15 Minuten im Wasser kochen lassen.

### Reismilch

2 Tassen Reisreste
10 Tassen Wasser
2–3 Eßlöffel Reismalz

**Für Kinder**

Reisreste mit Wasser und Malz ca. ½ Stunde köcheln lassen. Pürieren, danach durch ein Sieb gießen und in einen Topf füllen. Eventuell nachsüßen.

Reismilch wird reichhaltiger, wenn man 2 Eßlöffel Nußmus hinzufügt und alles zusammen noch einmal kurz aufkocht. Diese Milch ist bei Kindern besonders beliebt und bei der Umstellung auf makrobiotische Kost ein besserer Ersatz für Kuhmilch als Sojamilch, die extrem yin ist.

### Sommer-Tee

2 Tassen abgekühlter Bancha-Tee
2 Tassen Apfelsaft
1 Eßlöffel Zitronensaft

Mischen und mit Eis servieren.

## Falscher Apfelsaft

**Erfrischend an warmen Tagen**

2 Tassen Apfelsaft
2 Tassen Mineralwasser

Mischen und servieren.

## Möhrengetränk

2 Tassen frischer Möhrensaft
2 Tassen Mineralwasser

Mischen und servieren.

## Apfel-Kuzu-Getränk

**Stillt das Obstverlangen**

2 Tassen Apfelsaft
2 Tassen Wasser
1 Prise Salz
4 Teelöffel Kuzu oder Pfeilwurzelmehl

Apfelsaft und Wasser mit Salz kochen, mit angerührtem Kuzu andicken und weitere Minuten kochen lassen. Mit Ingwersaft würzen.

*Ingwersaft:* Man reibt Ingwer auf der feineren Seite der Rohkostreibe und preßt mit den Händen den Saft heraus.

## Apfelglühgetränk

**Zu Silvester**

3 Tassen Apfelsaft
1 Tasse Wasser
2 Nelken
1 Teelöffel Apfelsinenschale
1 Prise Salz

Die Nelken kurz im Wasser aufkochen, Apfelsaft dazugeben und 2 Minuten mitkochen lassen. Mit Apfelsinenschalen abschmecken und heiß servieren.

## Schwedischer Glühtrunk

½ Liter roter Traubensaft
½ Liter heller Traubensaft
½ Liter Apfelsaft
Saft von 2–3 Zitronen
1 Tasse gehackte Rosinen
1 Stück Zimt
4 Nelken
½ Teelöffel Kardamom
½ Tasse geschälte Mandeln
½ Tasse ganze Rosinen

**Bei fröhlicher Stimmung**

Den Saft mischen, wärmen und die gehackten Rosinen und Gewürze dazugeben. Abkühlen und 24 Stunden ziehen lassen. Dann Rosinen und Gewürze aussieben. Erwärmen und mit ganzen Mandeln und Rosinen in jedem Glas servieren.

Wenn man sich ein alkoholisches Getränk wünscht, kann man Sake, Schnaps oder Wodka nehmen.

## Mittsommer-Bowle

4 Tassen Wassermelonensaft
½ Tasse Sake
1 Tasse Mineralwasser
1 Tasse frische, geschnittene Erdbeeren
1 Prise Salz

**Für Sommerfeste**

Wassermelonensaft im Entsafter gewinnen oder die Melonen durch ein Sieb drücken. Erdbeeren in Sake einige Stunden einweichen. Vor dem Servieren mischen. Man kann die Sake-Erdbeer-Mischung auch warm servieren. Ein gutes Getränk für Sommerfeste.

## Makrobiotische Hausmittel

**Mittel zur Selbsthilfe**

Die traditionelle Volksmedizin des Fernen Ostens ist die Grundlage der makrobiotischen Selbst-Hilfe-Methode. Verschiedene äußerliche Anwendungen und Getränke wurden jahrtausendelang benutzt, um dem Körper zu helfen, ein gesundes Gleichgewicht herzustellen. Diese Rezepte ersetzen selbstverständlich nicht die Ratschläge eines Arztes, erst recht nicht im Krankheitsfall. Wenn Sie Fragen haben oder unsicher sind, wenden Sie sich an einen makrobiotischen Berater oder eine erfahrene Person. Diese Mittel können eine symptomatische Erleichterung bringen, aber dauerhafte Lösungen gibt es nur bei Veränderungen in der Ernährungs- und Lebensweise.

### Ingwer-Wickel

Der Ingwer-Wickel hat im Fernen Osten eine lange Tradition als nützliches Hausmittel gegen körperliche Beschwerden. Er ist einfach, billig und bei richtiger Anwendung ohne Nebenwirkung. Er hilft oft bei Schmerz, Entzündungen oder Versteifung, denn dieser Wickel regt den Blut- und Körperflüssigkeitskreislauf im Körper an und hilft bei der Auflösung von Giftansammlungen, Stagnation und Zysten. Der Ingwer-Wickel eignet sich beispielsweise bei Rheuma oder Gicht, Rückenschmerzen, versteiftem Nacken, Nieren- und Gallensteinen und gutartigen Geschwulsten und Verwachsungen. Er wirkt auch lindernd bei Asthmabeschwerden. Außerdem entspannt er die Muskulatur und hilft bei den verschiedensten Krämpfen.

**Anregend – entgiftend**

Dieser Wickel eignet sich nicht bei:
- möglicher Blinddarmentzündung
- möglicher Lungenentzündung

- Fieber
- Kleinkindern
- Unterleibsbeschwerden während der Schwangerschaft

Auf einer Krebsstelle soll der Ingwer-Wickel drei bis höchstens fünf Minuten liegen. Dann muß ein Umschlag aufgelegt werden, entweder Kartoffel, Taro-Kartoffel oder Hato Mugi (fernöstliche Perlgerste).

**Umständlich, aber lohnend**

*Anwendung:* Frische Ingwerwurzel reiben, eine richtige Handvoll – etwa 100–150 g (wenn nicht erhältlich, dann Ingwerpulver, ein Drittel der Menge benutzen). Ingwer in ein Baumwolltuch oder einen Stoffbeutel legen und zubinden, aber nicht dicht zusammenpressen. In einen Topf mit sehr heißem, aber nicht kochendem Wasser (etwa 4 Liter) legen. Kurz vorm Kochen vom Herd nehmen. Den Ingwerbeutel ausdrücken und ca. 15–20 Minuten in heißem Wasser ziehen lassen. Dann zwei Handtücher ins Wasser tauchen, das eine auswringen und zusammengefaltet direkt auf die Behandlungsstelle legen. Aufpassen, daß Sie sich beim ersten Tuch nicht verbrennen! Ein zusätzliches trockenes Tuch hält die Wärme länger. Das andere Tuch aus dem Topf holen, wenn das erste abkühlt. Diese Prozedur etwa 20–30 Minuten wiederholen, bei Asthma- und Nierensteinanfällen sogar stundenlang. Das Ingwerwasser muß heiß bleiben. Gummihandschuhe sind eventuell eine Hilfe für die behandelnde Person, wenn das Wasser zu heiß ist. Nach ein paar Stunden ist die Wirkung des Ingwerwassers abgeklungen, und man muß es für weitere Behandlungen wieder frisch zubereiten. Nach einem halben Tag eignet sich das Wasser für eine Körperabreibung mit einem Frottee-Baumwolltuch oder für ein Fußbad. Die Behandlung kann oft oder sogar täglich vorgenommen werden, aber nach höchstens fünf Tagen sollte man einige Tage Pause einlegen. Vorm Schlafen genießt man diese Behandlung am meisten. Am angenehmsten ist der Ingwer-Wickel, wenn man sich ganz entspannt behandeln läßt.

Brechen Sie die Behandlung ab, wenn Schmerzen auftreten oder wenn vorhandene Schmerzen zunehmen. Das kommt aber selten vor.

## Kartoffel-Umschlag

**Kartoffeln sind doch brauchbar**

Wegen der vielseitigen Anwendung gehört der Kartoffel-Umschlag zu den wichtigsten. Er kann Eiter und sonstige Giftansammlungen aus dem Körper ziehen und auch helfen, Geschwulste und Schwellungen abzubauen. Dieser Umschlag eignet sich auch, Entzündungen und örtliches Fieber abzukühlen. Er kann sogar schmerzlindernd wirken. Eine besonders wichtige Anwendung gilt einer Krebsgeschwulst. Um die Wirkung des Kartoffel-Umschlags zu stärken, legen Sie vorher bis zu zehn Minuten einen Ingwer-Wickel auf. Bei einem Krebstumor höchstens fünf Minuten.

*Anwendung:* Es gibt zwei Varianten. Am wirkungsvollsten ist dieser Umschlag mit 40% geschälten und roh geriebenen Kartoffeln (fein) und 40% gematschten grünen Blättern wie Kohl und Kohlrabi. Dazu kommen 10% Arbipulver (im Naturkostladen erhältlich), 5% feines Weizenmehl und 5% roh geriebener Ingwer. (Die andere, weniger effektive Alternative besteht zu 90% aus Kartoffeln, ohne Grünzeug. Ansonsten wie oben.)

**Bei Entzündung, Schwellung, Geschwulst**

Die Masse etwa zwei Zentimeter dick auf ein Baumwolltuch auftragen und dann direkt an der Behandlungsstelle festbinden. Nach 3–4 Stunden hat der Umschlag keine Wirkung mehr. Normalerweise reichen eine oder zwei Behandlungen am Tag über einige Wochen. Bei fortgeschrittenem Krebs kann die Behandlung täglich, fast ununterbrochen angewandt werden.

Wichtig:
- nur wirksam bei ständigem Kontakt zur Haut
- wenn Wasser dazukommt, nur kaltes
- bei Hautjuckreiz weniger Ingwer
- den Umschlag nicht mit Plastik oder Gummi zudecken
- eventuell dunkle Hautverfärbung

Wenn erhältlich, macht die frische Taro-Kartoffel diesen Umschlag wirksamer und die Zubereitung einfacher. Sie mischen lediglich die fein geriebene Taro-Masse mit etwa 5% geriebenem Ingwer. Bei Krebstumoren unter der Haut (z. B. Brustkrebs) kann der Taro-Umschlag zu einer Vergrößerung der Geschwulst führen, da Gift aus der ganzen Gegend herangezogen wird. Auch wenn es nicht gelingt, den Tumor mit der makrobiotischen Methode zu heilen, bringt eine operative Entfernung des Tumors in diesem Stadium mehr Entlastung als vorher, weil das Gift sich nach diesen Umschlägen mehr im Tumor zusammengeballt hat.

## Getreide-Umschlag

**Das vielseitige Getreide**

Aus der fernöstlichen Perlgerste (Hato Mugi) läßt sich ein wirkungsvoller Umschlag gegen Schmerzen, Entzündungen oder Schwellungen machen. Die Perlgerste (auch mit Naturreis oder Gerste möglich) wird ohne Salz weich gekocht, etwa 30 Minuten, und dann gematscht. Gekühlt wird sie mit gematschtem Grün (z. B. von Kohl, Grünkohl, Wirsing oder Radieschenblättern) in einem Verhältnis von ⅔ zu ⅓ gemischt, eventuell mit etwas zerbrökkelter Nori-Alge. Diese Mischung in einem Mörser (noch besser in einem Suribachi-Mörser) stampfen, dann als dicke Schicht auf ein Baumwolltuch legen und direkt auf die Haut packen. Nach ca. 3–4 Stunden soll der Umschlag gewechselt werden, weil er dann nicht mehr wirksam ist.

Der Perlgersten-Umschlag eignet sich besonders gut für die Behandlung von Geschwulsten (auch bösartige). Er wirkt sanfter als die kräftigeren Taro- und Kartoffel-Umschläge.

## Salz-Umschlag

**Wärmt tiefgehend**

Die trockene Hitze dieses Umschlages hält lange und dringt tief in den Körper ein. Sie kann Krämpfe, Durchfall oder eine Blasenentzündung lindern. Statt Meersalz kann man auch Heilerde benutzen, die auch ein guter Hitzespeicher ist. Etwa ein Pfund oder mehr Salz wird in einer Bratpfanne stark erhitzt und in ein Tuch, z. B. in eine Kopfkissenhülle, eingewickelt. Damit dieser Umschlag nicht zu heiß ist, empfiehlt sich ein zweites Tuch zum Einwickeln. Den Umschlag auflegen (bei Durchfall auf den Bauch) und liegen lassen, bis er abkühlt. Das Salz kann bei Bedarf wieder erhitzt werden.

## Buchweizen-Umschlag

**Zieht Wasser ab**

Dieser Umschlag zieht Wasser aus geschwollenen Körperteilen und eignet sich besonders im Bauch-Lungen-Bereich.

Das Buchweizenmehl wird mit warmem Wasser gemischt, bis ein fester Teig entsteht. Die Schwellung nun mit einer Schicht von etwa 1–2 cm Teig bedecken und mit einem Tuch oder Verband festbinden. Nach etwa zwei Stunden wird die Teigschicht durch eine neue ersetzt, eventuell auch früher, wenn der Teig durch die Wasseraufnahme weich geworden ist. Üblicherweise macht man mehrere Umschläge hintereinander. Die Wirkung steigert sich, wenn ein Salz-Umschlag den Buchweizenteig warm hält.

## Sitzbad

**Bei Frauenbeschwerden**

Bei Frauen wärmt ein Sitzbad den Unterleib und hilft so, verhärtete Ansammlungen von Fett oder Schleim, besonders im Bereich der Geschlechtsorgane, aufzulösen. Diese Behandlung empfiehlt sich sowohl für den Abbau von Geschwulsten, Myomen und Verwachsungen wie auch bei Ausfluß und Menstruationsbeschwerden. Sitzbäder können aber auch bei Hautproblemen helfen. Um ein Sitzbad einfach zuzubereiten, werden zwei Hände voll Meersalz in eine mit heißem Wasser gefüllte Plastikwanne gegeben. 10–20 Minuten hineinsetzen. Das Wasser sollte bis zum Nabel reichen. 7–10 Tage lang kann man täglich einmal so baden, danach weniger häufig.

Umständlicher aber kräftiger ist die folgende Zubereitung: Viel Grünzeug von Rettichen, Möhren oder Kohlrabi trocknen, bis es braun wird, dann vier Bündel in vier Litern Wasser mit einer kleinen Handvoll Meersalz 20 Minuten kochen. Zuletzt den Saft einer Zitrone dazugeben.

## Tofu-Umschlag

**Fiebersenkend**

Um die fiebersenkende Wirkung zu erreichen, wird das Wasser aus dem Tofu gepreßt und ca. 10–20% Weizenmehl und 5% roh geraspelte Ingwerwurzel (frisch) dazugegeben. Alles gut mischen und direkt auflegen. Man sollte diesen Umschlag wechseln, wenn er warm wird.

## Heilgetränke

**Stabilisiert Blutzucker**

*Süße Gemüsebrühe* stärkt die Milz und Bauchspeicheldrüse und das allgemeine Wohlbefinden, beugt geistiger Mattigkeit vor und entschärft das Verlangen nach Extrem-Süßem. Man schneidet 3–4 verschiedene Gemüsesorten fein, die beim Kochen süß werden, wie Möhren, Zwiebeln, Weißkohl und Süßkürbis. Das Gemüse 10–15 Minuten in der drei- bis vierfachen Menge Wasser kochen. Vom Sud trinkt man 1–2 Tassen pro Tag. Diese Brühe kann für einige Tage vorgekocht werden.

**Zur Entschlackung**

*Möhren-Rettich-Brei* ist eine wirksame Entschlackungskur. Man raspelt jeweils ⅓ Tasse Möhren und Rettich (den weißen, wenn erhältlich) und gibt eine ⅓ Tasse Wasser dazu. Dann diese Mischung mit einer halben oder ganzen Salzpflaume (Umeboshi) und einigen Tropfen Shoyu- oder Tamari-Sojasauce etwa 3 Minuten kochen. Warm mehrmals in der Woche über mehrere Wochen trinken/essen.

**Blutstärkend**

*Bancha-Tee mit Sojasauce und Salzpflaume (Ume-Sho-Bancha)* bietet vielseitige Anwendungsmöglichkeiten. Er hilft bei Erkältung, Grippe, Übersäuerung, Sodbrennen, Übelkeit, Kohlenmonoxid-Vergiftung und dient zur allgemeinen Blutstärkung. Eine halbe Salzpflaume und 1 Teelöffel Shoyu- oder Tamari-Sojasauce mit etwas roh geriebenem Ingwer in ein Gefäß geben und eine Tasse heißen Bancha-Tee darüber gießen.

**Auch bei Grippe und Erkältung**

*Kuzu-Getränk mit Sojasauce und Salzpflaume (Ume-Sho-Kuzu)* ist ein dickflüssiges Getränk zur Stärkung. Es eignet sich darüber hinaus besonders bei Magen- und Darmbeschwerden und Yin-Problemen allgemein. Ein gehäufter Teelöffel Kuzu und eine Tasse Wasser werden unter ständigem Rühren erhitzt, bis die Flüssigkeit klar und dick wird. Dann werden eine Salzpflaume, ½ bis 1 Teelöffel Shoyu oder Tamari und ein paar Prisen roh geriebener Ingwer dazugegeben. Warm trinken.

**Reich an Mineralien – gegen Müdigkeit**

*Kombu-Algentee* ist besonders reich an Mineralien. Er wirkt gegen Müdigkeit und allgemeines Unwohlsein und trägt außerdem dazu bei, daß das Blut basischer wird. Ein ca. 8 cm großes Stück Kombu wird etwa 10–15 Minuten mit zwei Tassen Wasser gekocht. Den Sud warm trinken. Dieser Tee eignet sich nicht bei Schilddrüsenüberfunktion.

**Stärkt die Yang-Kraft**

*Mu-Tee* enthält etwas Ginseng und paßt deswegen gut zu Menschen, die mehr Yang-Kraft brauchen. Abgesehen davon stärkt dieser Tee die Widerstandskraft bei Erkältungen, Grippe, Husten, leichten Magenbeschwerden, weiblichen Unterleibsproblemen und männlicher Impotenz. Er schmeckt sehr würzig und kann auch mit Bancha-Tee gemischt werden. Der Teebeutel wird etwa 10 Minuten in 4 Tassen Wasser gekocht und kann später ein zweites Mal benutzt werden. Sie können diesen kräftigen Tee einige Male in der Woche trinken.

**Besonders für schöne Haut**

*Gersten-, Reis- und Perlgersten-Tee (Hato Mugi)* gehören als gekochter Sud zu den täglichen Getränken. Der Perlgersten-Tee hilft außerdem bei Hautproblemen. Etwa vier Eßlöffel Körner werden in einer trockenen Pfanne geröstet, bis sie goldbraun sind, und dann 10–20 Minuten in ca. vier Tassen Wasser gekocht.

**Stärkt Herz und Leber**

*Löwenzahn-Tee* schmeckt leicht bitter. Er stärkt besonders Herz und Dünndarm, aber auch die allgemeine Vitalität. Etwa 1–2 Teelöffel getrocknete Löwenzahnwurzeln werden ca. 10 Minuten mit zwei Tassen Wasser gekocht.

**Gelegentlich**

*Grüner Tee (Sencha)* ist sanft anregend und hilft beim Abbau von tierischem Fett und hohem Cholesterinspiegel. Etwa ½–1 Teelöffel grüner Tee wird mit einer Tasse kochendem Wasser übergossen. 3 Minuten ziehen lassen.

**Für die Atemwege**

*Lotus-Tee* aktiviert die Lungen und wirkt schleimlösend beim Husten. Etwa 1 Teelöffel Lotuspulver pro Tasse Wasser ca. 10 Minuten kochen, eine kleine Prise Meersalz oder einige Tropfen Sojasauce (Shoyu oder Tamari) dazugeben. Frische Lotuswurzeln wirken noch kräftiger. Etwa ½ Tasse frische geraspelte Lotuswurzel ca. 10 Minuten in heißes, nicht kochendes Wasser legen. Eine kleine Prise Salz oder einige Tropfen Sojasauce dazugeben. Dieser Tee muß immer frisch zubereitet werden.

**Fiebersenkend, besonders für Kinder**

*Shiitake-Pilz-Tee* eignet sich gut bei Streß oder Verspannung und hilft durch Anregung der Leberfunktion überschüssiges tierisches Fett abzubauen. Der Pilz-Tee kann außerdem Fieber senken. Ein getrockneter Pilz wird eingeweicht und in Stücke geschnitten, dann ca. 20 Minuten mit 2 Tassen Wasser gekocht, eine kleine Prise Salz oder einige Tropfen Sojasauce dazugegeben. Man trinkt nur eine halbe Tasse pro Mal.

**Entspannend**

*Reismalz-Kuzu-Getränk* hilft bei Streß oder Unruhe und dem Bedürfnis nach Süße. Eine Tasse Wasser wird mit einer kleinen Prise Salz und einem Eßlöffel Reismalz oder Gerstenmalz zum Kochen gebracht. Einen Teelöffel Kuzu mit 2 Teelöffeln Wasser auflösen und unter Umrühren in das heiße Wasser gießen. So lange kochen, bis das Getränk klar und dickflüssig wird.

*Apfel-Kuzu-Getränk* hilft bei Verspannung, Magenkrämpfen und manchmal gegen Verstopfung. ½ Tasse Wasser und ½ Tasse Apfelsaft werden mit einer kleinen Prise Meersalz aufgekocht. Kuzu wird wie oben zubereitet.

**Fiebersenkend**

*Rettich-Getränk Nr. 1* senkt Fieber. ½ Tasse roh geriebener Rettich wird mit 1 Eßlöffel Sojasauce und ¼ Teelöffel geraspelter Ingwerwurzel (frisch) gemischt. Heißen Bancha-Tee dazugeben. Warm trinken.

**Entwässert**

*Rettich-Getränk Nr. 2* wirkt harntreibend. 2 Eßlöffel Rettichsaft (fein geriebener weißer Rettich) werden mit 6 Eßlöffeln heißem Wasser und einigen Tropfen Sojasauce oder auch 1 Prise Salz gemischt und kurz aufgekocht. Man sollte dieses Getränk nur einmal am Tag trinken, höchstens 3 Tage lang.

**Fett- und schleimlösend**

*Rettich-Getränk Nr. 3* löst Fett- und Schleimablagerungen. 1 Eßlöffel Rettich (gerieben) und einige Tropfen Sojasauce werden in eine Tasse gegeben. Heißen Bancha-Tee darüberschütten. Dieses Getränk sollte nicht häufig getrunken werden.

**Entspannend**

*Kamillentee* entspannt, kann Kopfschmerzen, Magenbeschwerden und Schlafstörungen lindern. 1 Teelöffel Kamille wird mit 1 Tasse kochendem Wasser übergossen. 3–4 Minuten ziehen lassen.

**Entlastet die Lungen**

*Thymian-Zimt-Tee* hilft bei Husten und Erkältungssymptomen. Er gilt auch als Ersatz für den Lotus-Tee, weil er auch schleimlösend im Lungenbereich wirkt. 1 Teelöffel Thymian und ¼ Teelöffel Zimt werden mit einer Tasse heißem Wasser übergossen. Ca. 5 Minuten ziehen lassen.

*Kräutertee* mit Bancha-Tee mischen. Die Wirkung der verschiedenen Kräutertees wird dadurch sanfter.

**Gut für die Nieren**

*Mais-Tee* ist sinnvoll, wenn man zuviel Salz gegessen hat. Er hilft bei Wasseransammlungen und schlecht funktionierenden Nieren. Die Seide von einem Maiskolben wird in 4 Tassen Wasser 10 Minuten gekocht. Warm trinken.

**Kräftigt**

*Klettenwurzel-Tee* stärkt die Vitalität und wird gegen Nachtschwitzen verwendet. 2 Tassen Wasser mit 1 Teelöffel getrockneten Klettenwurzeln 10 Minuten kochen lassen.

# Besondere makrobiotische Lebensmittel

AGAR-AGAR: Helle Gelantine, aus Meeresalgen gewonnen, in Flokkenform, wird meist für Nachtische und Aspik verwendet.

AMAZAKE: Cremiges Süßmittel, gewonnen aus fermentiertem Süßreis.

ARAME: Dünne, fadenähnliche, schwarze Meeresalge.

AZUKIBOHNEN: Kleine, dunkelrote Hülsenfrüchte.

BANCHA-TEE: Teesorte aus Zweigen und Blättern eines fernöstlichen Teebusches.

CAROB = JOHANNESBROT: Gesunde Alternative zu Schokolade oder Kakao für Nachtische.

DULSE: Purpurrote, dünne Meeresalge, meist in Suppen oder Salaten verwendet.

FU: Getrocknete Weizenglutenkuchen oder -blätter, sehr eiweißreich.

HIZIKI: Schwarze, dünne Meeresalge, ähnlich der Arame, aber kräftiger im Geschmack.

HUMUS: Gekochte Kichererbsen, mit verschiedenen Zutaten gewürzt und püriert.

HOKKAIDO-KÜRBIS: Runder, dunkelgrüner oder orangefarbener Kürbis mit süßem Geschmack.

INGWER: Würzige, scharfe Wurzel, wird zum Kochen und für Wickel benutzt.

KOMBU: Dicke, dunkelgrüne Meeresalge, vielseitig verwendbar, z. B. in Suppen, Gemüse- oder Bohnengerichten.

KUKICHA-TEE: Zweigtee (siehe Bancha-Tee).

KUZU: Pflanzliches Stärkemittel zum Andicken von Suppen, Saucen, Nachspeisen und besonderen heilsame Zubereitungen.

KWASS (BROTTRUNK): Etwas säuerlich schmeckendes Getränk, mit Wasser verdünnt.

KASHA: Gerösteter Buchweizen.

LOTUSWURZEL: Hohle Wurzel, die besonders für Lungen und Atemwege gut ist.

MIRIN: Süßlicher Reiswein, ein beliebtes Würzmittel, gerne zusammen mit Sojasauce.

MISO: Paste aus fermentierten Sojabohnen, Meersalz, Wasser und Reis oder Gerste. Gibt einen salzigen Geschmack und wird gerne in Suppen, Eintöpfen, Saucen als Würzmittel verwendet.

MOCHI: Gekochter und zerstampfter Süßreis, gibt viel Kraft und Energie.

MU-TEE: Aus Ginseng und verschiedenen Kräutern, mit wärmender »Yang-Wirkung«.

NATTO: Gekochte und fermentierte Sojabohnen, die verdauungsfördernd und kräftigend wirken. Kleine Menge mit etwas Meerrettich oder Senf essen, da strenger Geruch.

NORI: Schwarze, dünne Blätter einer getrockneten Meeresalge, die geröstet und in Suppen zerbröckelt oder zum Einwickeln von Reis verwendet werden.
PFEILWURZELMEHL (ARROWROOT): Stärkemittel zum Binden für Saucen oder Nachspeisen.
SAKE: Reiswein, wird traditionell warm serviert.
SEITAN: Auch als Weizengluten oder Weizenfleisch bekannt, sehr eiweißreich.
SESAMSALZ (GOMASIO): Gewürz aus geröstetem Sesam und etwas Meersalz.
SHITAKE: Ein Pilz, der getrocknet oder frisch gerne in Suppen, Eintöpfen oder für bestimmte Zwecke wie Entschlackung verwendet wird.
SHISO-BLÄTTER: Salziges Gewürz, werden mit Umeboshi-Pflaumen gepickelt.
SHOYU: Natürliche Sojasauce, wird als Würzmittel verwendet.
SOBA: Nudeln aus Buchweizen.
TAHIN: Dicke Paste aus zerstampftem Sesam.
TAMARI: Natürliche Sojasauce, salziger und kräftiger im Geschmack als Shoyu.
TEKKA: Würzmischung aus Miso und verschiedenen zerstampften Gemüsen, zum Streuen.
TEMPEH: Sehr eiweißreiches und nahrhaftes Produkt aus fermentierten Sojabohnen.
TOFU: Sehr eiweißreicher Sojabohnenquark.
UDON: Japanische Vollweizennudeln.
UMEBOSHI: Kleine, in Salz fermentierte Pflaume-Aprikose, vielseitige Verwendung.
WAKAME: Lange, dünne, grüne Meeresalge. Zumeist verwendet in Suppen, Salaten oder Gewürzgerichten.
YANNOH: Natürlicher Getreidekaffee aus geröstetem Getreide, zu feinem Pulver zermahlen.

## Adressen

(Die Zeitschrift zur Makrobiotik DAS GROSSE LEBEN veröffentlicht eine laufend aktualisierte Adressenliste.)

### Bundesrepublik und West-Berlin

10585 Berlin, Makrobiotik in Berlin e. V., Schustehrusstr. 26, Tel. (030) 3419815

16766 Sommerfeld, Makrobiotik für alle e. V., Kremmer Str. 20, Tel. (0171) 2143944

21075 Hamburg, Shiatsu zum Leben, Gaby und Adrian Jones, Alter Postweg 62, Tel. (040) 778988

30173 Hannover, Primaklima, Geibelstr. 13, Tel. (05 11) 8 09 38 23

32120 Hiddenhausen, Manfred Schröder, Feilenstr. 13, Tel. (0 52 21) 6 13 52

34311 Naumburg, Life Power, Forum für Gesundheit, Burgstr. 20, Tel. (0 56 25) 41 01

34119 Kassel, Zentrum für natürliche Lebensweise – Makrobiotik, Germaniastr. 9, Tel. (05 61) 77 61 39 und 40 15 16

34537 Bad Wildungen, Makrobiotische Pension, Haus Elisenhöhe, Oberer Weinbergweg 3, Tel. (0 56 21) 53 22

37574 Einbeck-Volksen, Berthold und Ingetraud Schlüter, Braunschweiger Str. 13, Tel. (0 55 61) 50 18

38108 Braunschweig, Elsbeth Strohm, Trostmannplatz 13, Tel. (05 31) 35 34 75

38547 Calberlah b. Wolfsburg, Walter u. Karin Plagge, Hauptstr. 11, Tel. (0 53 74) 13 31

40470 Düsseldorf, Ohsawa-Zentrale, Münsterstr. 255, Tel. (02 11) 63 24 43

45133 Essen-Bredeney, Lilo Hilbig, Graf-Bernadotte-Str. 64, Tel. (02 01) 41 13 16

51069 Köln, Sonnenblume, Bergisch Gladbacher Str. 970, Tel. (02 21) 6 80 25 22

58339 Breckerfeld (Hagen), Gabriele Schmidt, Frankfurter Str. 81, Tel. (0 23 38) 37 97 06

63006 Offenbach, Gerlinde & Thomas Ganter, Postfach 100 648, Tel. (06 10) 25 33 75 und (0 69) 88 22 30: Info auf Anfrage

63110 Rodgau, Bio Treff Rodgau, Renate Merz, Starkenburgring 16, Tel. (0 61 06) 43 35

63303 Dreieich, Johannes und Liselotte Heim, Buchschlager Allee 13, Tel. (0 61 03) 6 60 98

63486 Bruchköbel, Familie Lilienthal, Insterburger Str. 7, Tel. (0 61 81) 7 14 38

63517 Oberrodenbach, Helmy Ditter, Bergstr. 8, Tel. (0 61 84) 5 23 29

65205 Wiesbaden, Robert und Antje Albrecht, Römerstr. 29, Tel. (0 61 22) 5 27 30

66333 Völklingen, Ost-West-Bund Richard Theobald, Auf der Juchhöh 21, Tel. (0 68 02) 2 02

69121 Heidelberg, Ost-West-Zentrum, c/o Evas Lädchen, Dossenheimer Landstr. 84, Tel. (0 62 21) 40 08 58 oder (0 62 02) 5 57 55

72336 Balingen, Makrobiotik-Interessengruppe bietet Kochkurse und Vorträge in Balingen, Kontakt: Anne-Marie Walter, Tel. (0 74 76) 72 91, und Franz Pfister, Tel. (0 74 33) 2 19 02: Information auf Anfrage

72762 Reutlingen, Arbeitskreis natürliche Lebensweise, Alteburgstr. 115/3, Tel. (0 71 21) 23 91 15

74072 Heilbronn, Makrobiotik-Zentrum Tan, Kirchbrunnenstr. 11, Tel. (0 71 31) 8 40 13

76470 Ötigheim, Roland Schneider, Bahnhofstr. 5E, Tel. (0 72 22) 2 18 66

80636 Makrobiotischer Arbeitskreis München, Brigitte Lutzeier, Olgastr. 7, Tel. (089) 1 23 21 24

82057 Icking (München), Edith's Lädchen, Wenzberg 26, Tel. (0 81 78) 51 68 oder 58 39

82205 Gilching, »Erde« Naturkost-Spez., Renate Spannagel, Talhof 3 Makrobiotik am Wochenmarkt, Umstellungsberatung

91245 Simmelsdorf, Christa Görg, Strahlenfels 17, Tel. (0 92 44) 3 30

## Luxemburg

5351 Oetrange, Erika Attia-Zwirner (V), 3, Hoisensprenger, Tel. 3 53 70. DO-IN/QiGong, Montag bis Mittwoch von 19 bis 20 Uhr. Kochkurs freitags ab 19 Uhr; Shiatsubehandlungen nach Vereinbarung

7259 Bereldange, Familie Modert (V), 4, rue Antone Zinnen, Tel. 33 95-68. Oki-Yoga, DO-IN, Shiatsu, Seminare, Kochkurse und Informationen über die makrobiotisiche Lebensweise

## Österreich

1230 Wien, East-West-Foundation, Kaserngasse 12, Tel. (01) 8 89 16 63

3400 Klosterneuburg bei Wien, Rositta Virag, Brandmeyerstr. 2, Tel. (0 22 43) 8 56 92

8042 Graz, Roswitha und Helmut Lang, Einödhofweg 46, Tel. (03 61) 46 49 20

8740 Zeltweg, Esther Hoffmann, Villenstr. 1, Tel. (0 35 77) 2 50 14

9020 Klagenfurt, Christiane Leutschacher, Edisonstr. 64/11, Tel. (04 63) 4 15 72

9711 Paternion, Oase Naturkostladen, Inge Pickerle, Kreuzen 35, Tel. (0 42 45) 30 05 03

## Schweden

37034 Holmsjö, Steven und Karen Acuff, MIN Björklyckan, Tel. und Fax (46) 4 55 - 9 20 25

## Schweiz

1922 Les Granges, Hotel Balance, Lea & Roland Eberle, Tel. (0 26) 6 15 22: Informationen auf Anfrage

3723 Kiental, IMI, Kientalerhof, Tel. (0 33) 76 26 76

## Literatur

DAS GROSSE LEBEN (Zeitschrift). Erscheint viermal im Jahr. Ost-West-Bund Verlag.
Warenkunde: *Der Weg zur Naturkost.*
Herman Aihara: *Säuren und Basen.* Holthausen/Münster 1988.
Dirk Benedict: *Mein Leben als Kamikaze-Cowboy.* Holthausen/Münster 1991.
Trees Laridon/Willy Maes: *Makrobiotisch Kochen.* 4. Aufl. München 1989.
Aveline Kushi/Alex Jack: *Aveline Kushis großes Buch der makrobiotischen Küche.* Völklingen 1987.
Michio und Aveline Kushi: *Das große Buch der makrobiotischen Ernährung und Lebensweise.* Völklingen 1988.
Michio und Aveline Kushi: *Allergien und das Immunsystem.* Völklingen 1991.
Michio Kushi: *Der makrobiotische Weg. Das vollständige makrobiotische Diät- und Übungshandbuch.* 2. Aufl. Freiburg i. Br. 1988.
ders.: *Die Kushi-Diät. Makrobiotik als Vorsorge.* München 1984.
ders.: *Die makrobiotische Hausapotheke.* 3. Aufl. Völklingen 1988.
ders.: *Orientalische Diagnose.* Schaafheim 1986.
ders.: *Neun-Sterne-Ki-Astrologie.* Völklingen 1988.
ders.: *Dein Gesicht lügt nie.* Holthausen/Münster 1988.
ders.: *Handbuch der fernöstlichen Diagnose.* Völklingen 1989.
ders.: *Die makrobiotische Antwort auf Krebs.* Holthausen/Münster 1990.
Robert Mendelsohn: *Trau keinem Doktor! Bekenntnisse eines medizinischen Ketzers.* Holthausen/Münster 1988.
ders.: *Männermacht Medizin.* Holthausen/Münster 1989.
ders.: *Wie Ihr Kind gesund aufwachsen kann ... auch ohne Doktor!* Holthausen/Münster 1990.
Anthony Sattilaro: *Rückruf ins Leben. Die Geschichte meiner Krebsheilung.* Holthausen/Münster 1985.
Shizuko Yamamoto: *Barfuß – Shiatsu.* Völklingen 1988.

# Register